U0254484

日本世相

[日] 斋藤茂男 著

陈星竹 译

为了生命闪耀之日

浙江人民出版社

图书在版编目（CIP）数据

　　为了生命闪耀之日 / （日）斎藤茂男著；陈星竹译. —杭州：浙江人民出版社，2022.3
　　ISBN 978-7-213-10421-3

　　Ⅰ.①为… Ⅱ.①斎… ②陈… Ⅲ.①医学社会学-研究-日本 Ⅳ.①R-05

　　中国版本图书馆CIP数据核字（2021）第255370号

浙江省版权局
著作权合同登记章
图字：11-2021-004号

SAITO SHIGEO RUPORUTAJU NIHON NO JOKEI
VOL.3: INOCHI KAGAYAKU HI NO TAME NI
by Shigeo Saito
© 1994 by Yoko Saito
Originally published in 1994 by Iwanami Shoten, Publishers, Tokyo.
This simplified Chinese edition published 2022
by Zhejiang People's Publishing House, Zhejiang
by arrangement with Iwanami Shoten, Publishers, Tokyo

为了生命闪耀之日

[日] 斎藤茂男　著　陈星竹　译

出版发行：浙江人民出版社（杭州市体育场路347号　邮编　310006）
　　　　　市场部电话：(0571)85061682　85176516
责任编辑：郦鸣枫　周思逸
特约编辑：AOI
营销编辑：陈雯怡
责任校对：陈　春
责任印务：刘彭年
封面设计：厉　琳
电脑制版：杭州兴邦电子印务有限公司
印　　刷：杭州宏雅印刷有限公司
开　　本：880毫米×1230毫米　1/32　　印　　张：7.5
字　　数：165千字
版　　次：2022年3月第1版　　　　　印　　次：2022年3月第1次印刷
书　　号：ISBN 978-7-213-10421-3
定　　价：48.00元

如发现印装质量问题，影响阅读，请与市场部联系调换。

关于《日本世相》

　　这套《日本世相》一共十二册，是纪实文学作品。二十世纪七十年代到九十年代间，我采访过很多普通人，记录下他们的生活实景和心理状态，于是有了这些"日本世相"的点滴。

　　当时想采访的主题很广，主要包括在经济高速增长的背景下，工厂与工人、学校与孩子之间的矛盾，夫妻之间的纠葛，家庭关系的破裂，以及两性关系、衰老、残障儿、生命……采访对象也形形色色，乍一看，似乎完全没有头绪。

　　原本我没想好是随性而为还是当正式工作去做，只是偶然观察到一些社会现象，嗅到了"时代表情"的气息，于是顺着这个主题去取材，竟发现了从未察觉的全新领域。我被深深吸引了，像是有神的启示，让我睁开好奇的双眼。我这才找到着力点，开始深入挖掘"初心"。虽然最初的题材有些虎头蛇尾，但在此范围里，我找到新目标，一边采访一边发现了更多新内容……

　　这种随性的探索，最终带来了这套纪实文学作品。

　　话虽如此，但其实我自己也有一直想做的课题——"资本主义与人类的关系"。这个课题像低音回旋般，一直在心中回荡。大环境下，我们眼前一片繁荣，但只要稍微切换舞台，就能看到各类被异化的群体，他们深受各种打击。所有人都陷入一个巨大装置，努力把时间变为金钱，被强迫着，要更快、更有效率地活着，哪怕超越了身体极限，也不能浪费一分一秒。这种节奏让我们无法按照自然时间生活，过有生命力的生活。我们只觉得身心俱疲，不断被压榨着。外部世界看似华丽，内部却可怕地快速运转着，不断地把人卷入其中。不知所措的焦虑、充斥于心的空虚……终于有一天，忍不住爆发出来：我们究竟在干什么！然而，也只是那么一瞬间而已，转眼工作来了，我们像自动切换模式的机器，迅速回到现实，按照既定方式，扮演既定角色。如果这就是现实，那日本的资本主义究竟是什么，即便它带来了第二次世界大战后的社会繁荣——这就是我的思考，我想亲自找到答案。

这套《日本世相》，每册的主题不同，但有一个共同的出发点和采访动机，那就是我想要挖掘出"桎梏的结构"。而且，从一个主题到另一个主题，采访过程也前后呼应。这十二本书相互关联，可以视为一个整体。

借这次整理的契机，我把之前零碎的内容整合起来，就像把散乱的石子排列整齐那样。但如何叙述采访对象经历的时代碎片，如何表达当下的现状，如何描述今后的发展，我依然在不断思考。我想从这些角度捕捉我观察到的整个时代的意义。幸运的是，我有得力的同行者，上野千鹤子女士、镰田慧先生、岸本重陈先生、汐见稔幸先生等，他们都在用自己独特的方式挖掘社会的本质，和我一道完成这一工程。在这套共同完成的"作品"里，日本世纪末的景象会是何种模样呢？

斋藤茂男

一九九三年秋

目　录

Ⅱ 孩子的遗产

前　言

　　假设有一个婴儿，他一出生就是智障，而且内脏器官还有损伤，如果不马上给他做内脏手术的话，这个孩子就会面临生命危险，甚至可以说是必死无疑。在这种情况下，究竟要不要给他动手术呢？换句话说，当我们面对一个天生残疾的婴儿时，到底是应该救他，还是杀了他——在不得不作出选择的时候，我们会怎么做？

　　那些生来就患有重疾的小生命，从前往往都是由神明来决定他的命运。但近年来，随着医疗技术的飞速发展，决定权已经从神的手中移交到了人类的手中。因此，当我们面对这些小生命时，必须装出神的姿态来作出决策。

　　如果你是这个新生儿的父母，或者是医生、护士，再假设你是和孩子完全没有关系的局外人，你分别会作出什么样的选择？

　　通过一次偶然的机会，我了解到一个以医院的新生儿病房为背景的故事，当人们为一个先天残疾的婴儿作出生死攸关的选择时，他们犹豫再三，这是一桩真实发生的事件。当得知年轻的父母打算放弃孩子时，我马上动身去采访他们。我用同步报道的方式，每天在报纸上连载这个婴儿每时每刻的动向。

　　回想起刚开始写报道的时候，我当时的体会只是像人们经常挂在嘴边的那句"生命重于一切"一样简单而质朴，也许是因为我一心只想着不能让孩子死掉，所以才没能更深入地思考。比如说，如果要守护这个像残灯一般羸弱的生命，那么父母要在未来很长一段时间内与他一同生活。这意味着什么呢？如果父母抹杀他出生的事实，这又意味着什么呢？说到底，人们为什么觉得"生命重于一切"？让残疾儿童活在这个现代社会中意味着什么？当时，我并没有从这些角度来挖掘事实的真相。因为说实话，我什么都不懂。

然而，随着故事在报纸上连载，许多不认识的读者陆续给我来信写道："你既然不准备收养那个残障儿童，那作为局外人就没有资格说三道四"；"如果残障儿童与其父母的将来得不到保障，如果父母想让孩子死去，那随他们去不就好了吗"；等等。这些观点各异的信接二连三地寄来，我开始发自内心地觉得，如果面对这些沉重的提问时自己没能把握生命本身的意义，那么便无法将报道进行下去。

这本书收录的报道原封不动地记录了我一边关注着孩子不断变化的命运，一边展开对这个小生命的思考，以及逐渐认识到生命本身意义的过程。

如今，就像那些揭示社会流行风向的广告语一样，类似"从物质时代进入心灵时代"这样的时代标语在社会中泛滥。但是，现实情况如何呢？人们追求极致效率和经济合理性，让充满竞争的社会一刻不停地飞速转动。不知道从何时何地开始，人们逐渐形成一种"一致意见"，认为先进科技不断发展，一定会带来比现在更方便、更幸福的社会。生活在这个社会中的每个人，仿佛都踮着脚尖，生怕自己落在时代潮流之后。在如此匆忙且紧张的现代社会中，一个孩子像是没有写在演员表里的入侵者一样，没有任何预告，便诞生在了这个世界上，当人们面对这个孩子的时候，会作出何种反应呢?

人们对残障儿出生所作出的反应，揭示了现代社会生活的基本理念，这篇报道用比较直白的方式，试图捕捉因一个残障儿的出现而揭示的现代社会的意识状态。

本书的前半部分《为了生命闪耀之日》是我之前陆续写成的报纸连载《日本的幸福》系列的第五部分。我从一九八三年秋天开始采访并写作，后来这一系列报道在共同通信社的加盟报纸上连载了。本书将这些报道集结成册，我又借此机会进行了追加采访，补充了后半部分《孩子的遗产》。当时负责采访的除了本人，还有共同通信社社会部的记者池田信雄。

斋藤茂男

一九八五年八月

I

为了生命闪耀之日

我们是否已经开始像丢弃"工业废品"一样，

丢弃同类，丢弃那些伴随"繁荣"产出的"废渣"？

看到那些没有能力、派不上用场、不产生任何社会价值的人，

就觉得他们是令人生厌的、是不幸的，

这样的潜意识在社会中是否已经根深蒂固了？

我不禁觉得姨舍山思想①正在现代社会中重演，

让我产生这种想法的，是某一天偶然收到的一封信。

信封里整齐地放着五张信纸，那清秀的字迹想必出自女生之手。

读完一遍后，我决定不能对此置之不理。

信中写道：

就在当下，有一个婴儿的生命即将被悄然抹去。

读罢，为了追踪这个关乎生死的尚未完结的故事，

我们立即展开行动。

他们为什么要阻止宝宝的降生，

或者从根本上来说，人活着到底有什么意义——

我一边在心里重复着这些问题，一边加快了脚步。

---

① 姨舍山即弃母山，日本古时候在饥荒、粮食匮乏、战争或迁徙等恶劣环境中，老人成了家人的负担和累赘，便由家中长子背负着上山遗弃，以求一家人继续生存。姨舍山思想即弃老思想。

— 新生儿科之战 —

宝宝要被"杀死"了

　　请原谅我如此唐突地写信给您。我是一家综合医院新生儿科的护士。现在，新生儿科有一个两周大的婴儿，她不光患有Down综合征，同时还出现了肠梗阻并发症。她是早产儿，只在母亲肚子里待了三十四周就出生了。

信中如此写道。

　　文中提到的"Down综合征"正式名称为"唐氏综合征"，这种起因于染色体组合异常的先天性疾病会导致婴儿精神发育迟滞——也就是所谓的"智障"。具体表现为全身肌张力不足，有时还会出现心脏、消化器官等内脏器官畸形的情况。

　　"以前我们把这种病称为蒙古症，因为所有患有这种病的孩子都有相似的面部特征，即眼睛狭长而突出、鼻子低矮，与蒙古人的面部特征很像。后来，到了二十世纪六十年代，蒙古症的叫法被认为带有种族歧视色彩，于是才更改了名称。"一位为唐氏综合征患儿诊断了近二十年的儿科医生说。

　　一八六六年是日本历史上迎来重大转折的时期，两年后，日本从庆应时代进入明治时代，江户改名为东京。那一年，在英国一家专门治疗精神发育迟滞儿童的医院里，一位名叫约翰·朗顿·唐的儿科医生注意到这些智障儿中有一部分人的表情如出一辙，于是他将这种疾病取名为"蒙古症"。

当时，人们根本不知道这种病因何而生，直到九十多年后的一九五九年，人们才发现这种病是染色体异常导致的。为了纪念第一个认定这种疾病为一个独立疾病单元的唐医生，人们将它命名为"唐氏综合征"。

据专家介绍，日本目前还没有关于唐氏儿的确切统计数字，大约每一千个新生儿中就会出现一个唐氏儿。日本每年出生的婴儿约有一百五十万人，也就是说，每年大概有一千五百个唐氏儿出生。

信中还写道：

母亲在怀孕期间发现异常后做了羊水穿刺检查，但结果还没出来，孩子就出生了。出生后，医生立即通知父亲："在没看到检查结果之前还不能确诊，但孩子很可能患有唐氏综合征，而且还同时出现了肠梗阻并发症。不做手术的话，孩子将会有生命危险。"但父亲回答道："如果检查结果证实孩子患有唐氏综合征，我不希望他做手术。"而且他还表示不想把孩子患有唐氏综合征的消息告诉妻子。

据说这位父亲是因为和一位患有脑瘫的叔叔从小一起长大，目睹了叔叔受了很多苦，所以才会这样。他还说，两个大人活着的时候还好说，但是一想到大人死后孩子的遭遇，他就于心不忍，所以才不想为孩子做手术。

这位父亲还说，如果抱一抱孩子，他一定会下不了决心……他甚至不敢看自己的孩子。孩子出生一周后，检查结果出来了，她果然被确诊为患有唐氏综合征，她的母亲也得知了这个消息。

信中继续讲述了这个小家伙所在的新生儿科里的紧张局面——

母亲也希望孩子死掉

产后一周，这位母亲才被告知她经历了巨大疼痛而生下的孩子竟患有一种叫唐氏综合征的疾病，如果不做手术处理肠梗阻的话，孩子将会有生命危险。母亲作出了何种反应呢？

护士在信中这样写道：

母亲说："只要是自己的孩子，所有妈妈一定觉得她是可爱的。为了孩子，我不怕吃苦，但一想到她的未来，就觉得还是不让她做手术比较好。我一直在考虑怎么做对她来说才是最好的选择。这绝不是容易作出的决定。虽然我明白这是一种杀人的行为，可能会让我后悔一辈子……"

现在孩子正在打点滴维持生命。她的手脚能动，有人靠近时她会睁开眼睛，母亲给她喂奶时也会有反应，她是一个活生生的孩子啊。假如做了肠梗阻手术，孩子也不一定能活下来，只能延长一点生命的话，也许父母会不知所措；但是现在，小儿外科医生明确表示只要做手术，孩子就能活下来。明知如此，却不给她做手术，放任她死去，这真的合理吗？简直太令人惋惜了。

据信中所写，在意外遭到父母的强烈拒绝后，院方让这对父母承诺必须每天派家人来医院照顾孩子，以防他们把孩子遗弃在医院。医院可能是希望父母在与孩子亲密接触一段时间后能对孩子产生感情。

在孩子母亲拒绝为孩子做手术的几天后，护士再次和来医院照顾孩子的母亲进行了交谈。通过这次谈话，护士发现这位母亲似乎不太了解唐氏综合征的相关知识，她不知道如果继续打点滴维持生命的话，孩子会死得多惨，于是，护士试图向母亲进行说明。

他们最终还是拒绝了我。他们说："像你这样没有孩子的人，怎么能理解我们的感受呢？"我真希望这对夫妇能懂得生命的重要。谁也不能肯定孩子的未来就会像他们说的那样一片黑暗，以至于现在只有死这一个选择。不，我不能让他们这么做。我不希望他们因为未知的恐惧而结束孩子的生命，我希望这个努力想活下去的孩子以后能过上最好的生活，她的父母应该为此想尽一切办法。不过，也许正因为我不是孩子的亲生父母才会这样想吧。

现在，孩子的鼻孔里插着管子，胸部也插着针管，一直在输液。她有时候下意识地想拔掉针管，为了防止她乱动，我们在她睡觉时把她的小手控制了起来。孩子的这副样子怎么看都是不幸的。

不过，光靠打点滴，她能撑多久呢？最终，她会因肝脏或肾脏损伤、感染而死亡，拔掉点滴的话会导致脱水。我们不难想象孩子最后的命运，那场景应该会相当凄惨吧。

新生儿室的一角摆放着一排保育箱。透过透明的塑料罩，能看到这个患有唐氏综合征的宝宝睡得正香。护士们有时把手伸进罩子侧面的圆形护理窗里，她们一定是在鼓励这个小生命。从信的字里行间，我可以感受到这位护士炙热的内心和起伏的脉搏。

我一定不能放弃，我希望这对父母能被打动，希望他们同意给孩子做手术，将来和她一起生活。那些唐氏儿的爸爸、妈妈们，你们对此怎么看？我想知道你们的看法。请原谅我在信中胡言乱语。

长信到此结束。

从信的最后一部分可以得知，这封信是寄给唐氏儿家长协会的。这个协会的代表人 A 先生也有一个患有唐氏综合征的孩子，读了这封信之后，他有何反应呢？我们对此展开了调查。

"我绝不能放任这么残酷的事情发生。您能想办法帮我联系这个护士吗……" A 先生说。

以信封背面的地址"××町××庄内"为线索，我们马上展开了行动。

流浪的"小天使"

银杏树的叶子开始泛黄，东京的街道也渐渐换上了秋天的衣裳。这一天，我们启程去寻找寄信的护士。信封背面写的居民区在一个小镇上，从市中心坐私营电车过去不算太远。秋日的傍晚，太阳很快就落山了，天色暗了下来，阴沉沉的天空下起了冰冷的小雨。

我们好不容易找到了××庄，这是一个木质的两层小公寓，房东住在楼下，楼上只有两个对外出租的房间。房间没开灯，信箱里插着一份没取走的报纸。按了门铃之后没有人回应，不知道她是上了下午的班没回来，还是去上夜班了。总之，我们就在公寓旁边等着。

"光靠打点滴，孩子能撑多久呢？"

我想起了信里的内容。护士写道，除非父母愿意接受天生患有唐氏综合征的孩子，同意为她做肠梗阻手术，否则这个小生命唯有死路一条。

我的脑海中渐渐浮现出那个早产儿在保育箱里维持着微弱呼吸的样子。

但话说回来，医院到底在哪？也许身为医务人员的写信人不得不为患者保密，整封信里都没有提到医院的名字，因此我没办法直接去医院找她。虽然我还没想好见到这位护士后自己究竟能做些什么，但此刻我唯一意识到的是，宝宝的生命力和时间的竞赛仿佛已经拉开了序幕。

几天后，我才见到来信说明孩子危机状况的护士，她叫滨村美代。她看起来已经有将近三十岁了，脸上没有化妆，感觉很诚恳。

她说："那是个可爱的小女孩。如果换作是我，肯定会让她做手术，把她养大成人。但是，当她的母亲说'这种感觉，不是亲生父母的话绝对无法感同身受'的时候，我突然开始犹豫了。我只是区区一个护士，也许不应该强求别人做手术……所以，我才决定征求唐氏儿家长的意见。"

"那对夫妇是什么样的人？"

"他们大概三十岁，都是高学历、有教养的人。母亲给人的感觉是在富裕家庭长大的千金小姐……"

当天，同我一起来的还有一边照顾患有唐氏综合征的孩子，一边积极参与家长互助组织活动的A先生。

他说："说实话，一开始我也烦恼了很久，曾想过杀了孩子之后自己也自杀，我老婆也想过和孩子一起自杀。孩子出生的时候，我在一家商社做销售工作，本来我就是个酒鬼，晚上从来没有在十二点前回家。知道孩子患有唐氏综合征之后，我还以此为由越喝越多，每天晚上回家倒头就睡，那时的生活真是惨不忍睹……"

这个看似丝毫没有尝过生活之苦的男人，内心竟有着从外表看不出来的矛盾。

"这个东西是我特地带来想给那对夫妇看看的……"

说着，A先生从包里拿出一张自己孩子的照片。孩子已经长大了，体型看起来比他父亲还要壮实。

"无论是在日本还是国外，得了唐氏综合征的孩子都被称为

'小天使'，我家也是这样。有了这个孩子以后，家里总是笑声不断。说实话，刚开始我觉得自己倒了大霉，但现在他却成了我的宝贝……无论孩子生来患有何种疾病，父母都不能全凭自己的意志就决定她的生死。父母自行决定孩子的生死，这种做法难道不可怕吗？唉，说实话，我真想上法庭告这个孩子的父母谋杀……"

听了这番话，护士说要把照片拿给那对夫妇看，如果可能的话，她还会想办法安排让那对夫妇和 A 先生当面交流——说罢，她便离开了。这对父母到底会不会因此而感动呢？

不过，话说回来，当一个小生命走向死亡的时候，我们这些旁观者到底能做什么，或者说，我们应该做什么？医学是为了保护生命而存在的，难道就不能无视父母的意见，给孩子做手术吗？作为外人的我们，把孩子的命运强加给拒绝和残障儿共度一生的父母，难道是对的吗？

第二天，我们继续寻找这些问题的答案。

是什么绑住了医生的手？

我们来到了东京站附近一栋大楼的房间里。这是一间律师事务所，玻璃书架上陈列着刻有黑底金字的最高法院判例集，我们在这里见到了 A 律师。他是处理医疗纠纷方面的老手，也是一所医科大学的讲师。

唐氏儿如果同时还有其他并发症，并且明知不做手术就会死掉，难道只因为父母拒绝手术，医生就只能束手无策，眼睁睁地看着孩子死去吗？

A律师认真地听了我们的一连串提问之后，给我们讲了一位患有乳腺癌的女演员的案例作为解决问题的线索。

那件事情发生在一九六七年五月。B女士是某剧团的女演员，当时二十七岁，有一天她突然感觉左右乳房里有肿块，便去咨询C医生。结果她被诊断出右侧乳房患有乳腺癌。

于是，C医生给她做了手术，将右乳的乳腺全部切除，只留下皮肤和乳头。但由于医生对左乳也实施了同样的手术，这引起了B女士的不满，她说："明明没有必要给左乳做手术，医生却在患者没有同意的情况下就进行了非法手术，结果导致我的两个乳房都只剩下皮肤和乳头，内部组织全都没有了，我也因此遭受了很大的精神折磨。"她对C医生和身为手术监督员的外科主任提出了损害赔偿诉讼。

但是，据C医生说，手术前他就向B女士和家属进行了说明："由于左乳以后也有可能患上癌症，所以做右乳手术的时候需要检查左乳，根据检查的结果也可能切除左乳。"他声称，在手术前就已经征得了他们的同意。

后来，在右乳手术时，C医生给左乳的外缘做了一个小切口，发现这一侧乳房也存在将来可能会导致癌变的乳腺炎，切除整个乳腺是为了避免患者将来出现生命危险的合理做法。C医生坚持反驳道。

"至于这件案子的结果呢，最终是医生败诉了。从此以后，未经患者同意就不应进行手术的观点便成为共识了。"A律师说。

听了律师的话后，我们开始翻阅判例集。东京地方法院民事案件第二十五部判决书中记载了这起乳腺癌官司。判决书上写道——

手术会有损患者的身体，给其造成肉体上的痛苦，所以不能因为患者要求治疗就实施手术，原则上，除了治疗，医生应另外征得患者同意再进行手术。特别是截肢等对身体功能或外观造成严重后果的手术，除非患者面临生命危险，否则，在非特殊情况下医生必须征得患者的同意。

在这一案例中，院方虽然主张事前已经征得了患者的同意，但法官以没有证据为由而不予以采纳，并且由于实施左乳切除手术时患者并非面临生命危险，最终驳回了C医生的辩解。

难道就像医生输掉了乳腺癌案子那样，即便治疗那个唐氏儿的事刻不容缓，医生在没有得到家长同意的情况下便只好束手无策吗？

"不，我不那么认为。"律师说。

据律师所说，本来身为孩子监护人的父母就有义务要求医生实施手术这种治疗行为。如果他们不履行义务，并导致孩子死亡的话，依据刑法，就有可能被指控为监护人遗弃致死罪。若医生主张无法容忍父母的行为，从治病救人的医疗观点来看不得不进行手术的话，也许能得到大家的支持。这样一来，孩子的父母就无法起诉要求损害赔偿，医生也能够安心地实施手术了。

"现在，医生们大概正在费尽力气说服孩子的父母吧。但如果医生一再以科学根据为由，说如果不做手术孩子就没救了，父母仍无动于衷的话，如果孩子不幸死亡，那么父母就会陷入不利的境地。他们的罪行可能从监护人遗弃致死罪升级为谋杀罪。"

律师作出了如上判断。

和肇事逃逸没什么两样

那位写信告知我们唐氏儿病情危急的滨村护士，在那之后也偶尔来信告诉我们宝宝的身体情况，但也许是性格严谨认真的缘故，她一直表示"自己有保密的义务"，始终没有告诉我们医院的名字。如果不知道是哪家医院的话，我们也无能为力。

难道不能找找看吗？我唯一能找到的线索就是她来信的信封上盖着的"××邮局"邮戳。不过，邮局的位置和她住的方向完全不同，虽然都在东京，但距离相当远。她有时要上夜班，甚至结束工作后还会在医院过夜，考虑到如此高强度的工作，她肯定不会为了寄一封信千里迢迢地跑那么远。医院有可能就在那个"××邮局"的管辖范围内。

我们想到了一个计划。

几天后，我们终于知道了那家医院的名字。在医院儿科新生儿室工作的主管护士，确实有一个名叫"滨村美代"的人。这家医院在东京众多医疗机构中是相当有名的综合医院。

我们来到那家医院，在一个正对着明亮院子的房间里见到了儿科主任。

这位医生是温文尔雅的绅士，一看就是那种受到母亲们信任的类型。

"（唐氏儿的）父亲是一个看起来非常明事理的人，但在我们第一次跟他说'孩子有可能患有唐氏综合征'的时候，他却态度大变，很坚决地告诉我们不能做手术，一定不能。他甚至连孩子的脸都不想看……"

院方想尽办法劝说他们。

"夫妻结婚生子，并非所有宝宝生下来都是健康的。如果因为宝宝不健康就不要他的话，这不就像开车一样，本来没人想到会造成事故，但一出事故，就吓得当场跑了……我甚至告诉这位父亲，他的行为和肇事逃逸没什么两样。"

这位父亲可能曾经学过法律，他试图用"在未经监护人同意的情况下，医生不应该擅自行医"的理论作为武装。

"我对孩子父亲说：'如果要讨论法律方面的问题，我们必须去请教一下医院的顾问律师……'于是他问我：'你的意思是要去告我吗？'我回答说：'不，我们不会马上告你，但我们作为救死扶伤的医疗机构，绝对不希望成为"杀害"孩子的同谋，你的所作所为虽然没有直接对孩子造成伤害，但已等同于虐待儿童了。'我都说到这个份上了，但最后孩子的父母还是坚决不同意手术。"

从主治医生介绍的情况来看，这对父母似乎在潜意识里认为家里有一个残疾的孩子是家族的耻辱。他们不仅拒绝手术——这无异于希望孩子死亡——还一再强硬地要求，绝对不能向外人透露他们的孩子患有唐氏综合征一事。

为了改变这对父母固执的想法，主治医生多次向他们提议："你们不如去问问那些唐氏儿父母的经历，怎么样？"

"然而，父亲却不愿意接受这一建议。他摆出一副'我才不会上敌人的当'的态度，医生说的话，他一个字也听不进去。"

我也不知道医生该拿这对父母怎么办。

"说到底，医疗只是一种契约行为。患者要求'给我这样治疗’，我们就照做。如果有一个癌症晚期患者对医生说‘到此为止吧，不要再治了’，我们就不再给他治疗。当下的情况的确有些相似。患者还是个孩子，她还有未来……但我们医院的高层一直秉持这样的方针：除了紧急救命的治疗，未经患者家属的同意是不能进行治疗的，医生尽量不要多管闲事。”

在院长的指示下，医院与唐氏儿家长签署了一份文件。院方在文件中写道：“已向家长说明‘如果不给患儿做手术治疗肠梗阻并发症，孩子的性命将不能维持’，家长接受这一事实并表示不同意手术。万一孩子不幸去世，家长亦不会向医院追究责任。”

这一边是坚持“自我保护逻辑”的大人；而另一边，孩子的病情正在不断恶化。

孩子的病情不断恶化

我们又见到了滨村护士。

我们担心这样不顾她为医院保密的意愿而擅自行动，会给她带来不必要的麻烦。果然不出所料。

“昨天，护士长对我说：‘我知道你这样做是出于好心，但院方不希望你向外界求助，你要注意自己的言行……’他们好像很怕这个秘密会泄露出去。但比起这个，我更担心的是那个孩子，现在她的病情正在不断恶化……”

患有唐氏综合征的宝宝只能靠静脉点滴维持生命。最近她全身浮肿，排尿也变得困难，这说明她的肾脏功能正在不断衰退。

“如果不抓紧时间的话，孩子的身体会变得越来越虚弱，到那时可能就无法进行手术了……"

护士们每天目睹她的病情变化，心情变得越来越复杂。

"我们当中也有人认为，反正孩子已经被遗弃了，她们看到这个孩子，就像看到一些癌症晚期患者一样悲观。还有人抱怨主治医生未能更积极地采取行动，再这样下去的话，她们也要成为同谋了。有人建议大家把自己的感受形成文字，交给护士长和主治医生。然而，当我们把感想告诉护士长时，她反而责问我们都有谁参与了这个计划……"

不知道拒绝给宝宝做手术的这对父母亲眼看到她的病情变化后作何感想。按照医院的要求，他们每天仍然要派一个人到医院探望。

"最近他们来到医院，会久久地抱着孩子，有时甚至一直抱一两个小时。我们非常开心地看到这对父母慢慢对孩子有了感情，但另一方面，他们还是明确表示不同意给孩子做手术，不改变主意。我很奇怪为什么他们明明觉得眼前的孩子很可爱，却又因为担心将来而干脆想让她一死了之，这种矛盾的心情实在让人难以理解。有的护士还对他们的行为极其反感，说看到他们就觉得脊背发凉……"

即便如此，滨村护士还是抱有一丝希望，希望父母能改变主意。她特地挑选了几本唐氏儿的父母写的回忆录和有参考价值的书籍推荐给这位父亲。他在其中挑了一本唐氏儿父亲写的回忆录带回去读了。

"几天后，他来还书时，我问他喜欢这本书吗，他只是用平淡的语气回答：'就算读了这本书，我的想法也不会改变。'听了这话，我简直失望至极……虽然我只是一个局外人，但我从未见过比她还要可爱的孩子。我思来想去，如果换作自己，我能否打心底里接纳这个患有唐氏综合征的宝宝呢？我觉得自己肯定不会抛弃她，所以才一直想尽办法说服家长……"

那天，我们听到护士说，另一家医院也面临着一样的有关唐氏儿的生死问题，于是，我们连忙赶往那家医院。

医院坐落在静冈县××市，离新干线车站不远，在当地是数一数二的综合医院。从远处看，那幢白色的建筑矗立在山坡上，沐浴着来自南面的阳光。

住在儿科病房的小A已经一岁零五个月大了。她不仅患有唐氏综合征，她的消化系统还存在先天性畸形。

她的父亲今年三十九岁，打理着一家小型餐饮公司，家境比较富裕，母亲今年三十八岁，他们还有一个上小学三年级的女儿。

"工作这么多年，我们经常遇到不肯接受现实的残障儿家长，但像这对父母一样坚决表示'不想让孩子活下去'的实属少数……"

在院方和父母之间斡旋的社会工作者向我们讲述了小A与死神抗争的悲惨经历。

就像扔掉不良品一样

小A出生后的第二天就被送到了综合医院，她是一个在母亲肚子里待了三十五周就通过剖腹产出生的早产儿，出生时疑似患有唐氏综合征，消化系统也有些异常，于是她马上就被转到了这家专门设有儿科病房的医院。

经过全面的检查，医生确认宝宝患有唐氏综合征，而且还患有先天性食道闭锁。由于她的食道与胃不相通，如果不及时治疗，随时有可能面临生命危险，于是医生通知她的父亲需要立即采取紧急措施，建议通过手术在胃部打孔，并装置一个专门补给营养的设备。

"没想到，孩子的父亲竟明确表示不用给她提供营养了，也别做手术。但是，如不采取最起码的应急措施，孩子马上就会死去。经过一番劝说，孩子的父亲总算勉强同意了。"

当时负责该病房的一位护士告诉了我这个故事。

虽然小A暂时躲过了死亡的危险，但这并不代表父母接受了她。她的父亲连见都不想见她一面。此前一直在妇产医院住院的母亲来到病房后，第一次看到孩子的脸时便哭了出来。

"母亲站在孩子身边边哭边说：'我每天都在担心我的孩子……'我们看到她这副样子，觉得她一定是从心底里接纳她的孩子了，没想到……"

这位母亲和父亲一样，对孩子有着根深蒂固的排斥心理。下一次来医院时，她的表情显得很僵硬，护士让她抱孩子时，她却说"不，不用了"，连手都没伸出来。

小A的父母到底为什么会如此排斥她呢？

我随即拜访了一直跟踪处理这个案件的社会工作者。她是一位四十多岁的女性，主要为家庭提供日常生活和心理方面的咨询。

"以我在医院工作的经验来看，其实像这对家长一样拒绝接受残障儿的人，最近似乎越来越多了……"

她一开口就道破了我们一直以来最关心的问题。根据她的经验，从一开始就欣然接受残障儿的父母其实相当少见，通常他们会以各种理由拒绝接受。

"很多人都说，带着残疾生活的孩子太可怜了，他们是不会幸福的。的确，这样的想法也并非不能理解，但这其实只是一个借口。在大多数情况下，拒绝的真正原因是，他们认为生下这样一个孩子的自己才是可怜、不幸的……但在过去，我想没有多少家长会直接挑明'我不要这个孩子'——这会给他们带来罪恶感，因而变成一种禁忌。然而，最近这种心理已经不复存在了……"

当罪恶感不复存在时，人们的行为会发生何种变化呢？

"当然，有的人虽然内心非常矛盾，到最后还是会说出'不要孩子'这种话，但还有一部分人内心波澜不惊，只是冷着脸，用平淡的语气表明自己的决定。比如，我曾经听到有人说'我家今年买了一辆车，所以现在没有钱'，或者是'我们马上要再生一个孩子，他一定会是个健康的宝宝'，等等，这些人往往会找出很多理由来解释他们为何不要孩子了，但其实他们的做法就像扔掉不良品一样。"

这位社会工作者还告诉我们，那些拒绝接受孩子的父母似乎被一套共同的价值观所束缚着。

"确实，养育一个孩子，不管是从经济上还是精力上来说，都是一件苦差事。但是，有的人口中的辛苦其实是指家里明明有钱花在别的地方，唯独没有多余的钱用在这个残障儿身上，所以才觉得辛苦。竟然还有人平静地说，'因为我们家要花钱送老大上补习班'。在他们看来，送老大上大学、一家人出去旅行都是必要的，然而一家人以残障儿为中心和睦相处的选项却仿佛从来都不存在。"

我想知道小 A 的父母到底是不是那样的人。经过一番询问后，我才得知他们似乎还有更不为人知的一面。

取一个法号，把她送去那个世界

小 A 一出生就同时患有唐氏综合征和食道闭锁，做手术在胃上穿孔补充营养才逃过一劫，但如果后续不实施更全面的食道手术，她将很难健康长大。一开始就十分抗拒见到孩子的父母听到这个消息后，更加反对做手术了。

这位父亲刚开始时一直不肯靠近睡在病房里的孩子，现在却不时地戳戳她的脸颊，看着她安详的睡脸，甚至还会带着他们家的大女儿来看望她。

"姐姐毕竟还是个孩子。她抱起小 A 不停地说好可爱、好可爱，看起来一副很开心的样子。当我们看到这样的场景，心里就会感到一丝欣慰，觉得她的家人终于接受她了，但事实并非如此……"

没想到就在护士们稍微松了口气后不久，这对父母突然不来医院看望孩子了。护士给孩子的母亲打电话时，对方只是用不耐烦的语气说："请别再给我打电话了。"

"我以为父母看到孩子后一定会对孩子产生感情，有了感情，也许就能放下所有的顾虑，克服困难并生活下去……母亲之所以在电话里那样说，是因为孩子的父亲告诉她'一见到孩子我就不行了，我不想去医院'。"

可是，这对父母究竟为何会对残障儿表现得如此抗拒呢？

　　"孩子的父亲历经千辛万苦，终于当上了一家小公司的经理，盖起了自己的房子，终于过上了大多数人眼里的幸福生活……没想到，这时候生出的孩子却是先天残疾。也许正因为如此，母亲才哭着说：'如果我们家孩子没得这个病就好了……'父母的做法确实太自私，但实际上他们的心情复杂极了。"

　　社会工作者向我们讲述了这对父母的情况，仿佛缓缓地将一束光打在了他们心中最暗的角落。

　　父亲从小就看着自己的父母被其他人欺骗、背叛，一生中经历了很多苦难。也许正因为如此，他的父母在其年幼时就告诉他："不要相信别人，这个世界没那么简单。"

　　"他的心里始终有一种对别人的不信任感，这种不信任感来自他的成长经历，他认为没有人会帮助他，人生不值得过……他的人生观完全是黑暗的。所以他不可能想象一个残障儿能过上幸福的生活……"

　　其实，母亲也是一个和父亲有着相似成长经历的女人。

　　"对小A来说，另一件不幸的事情是，母亲在怀她的时候，与她父亲之间的关系逐渐变得疏远。我听说她因为厌恶自己的丈夫，本来压根没想生这个孩子……因此，就算小A出生时身体健康，也极有可能在心理上不被父母接受。出于这样的原因，小A生来残疾这个事实反倒刚好成为父母拒绝她的正当理由。正因如此，无论我们如何向父母说明残障儿未来的巨大潜力，他们压根就听不进去……"

　　小A的父母乍一看似乎是残酷无情的，但了解实情之后，我们才发现他们其实也是承受着巨大心理负担的可怜人。

　　小A的名字是从父亲、母亲和姐姐这三人的名字中各取一字组成的。有一天，社会工作者和护士问起了小 A 名字的来历。

"我想和全家人一起把她埋了，带着她去那个极乐世界。其实这是一个法号……"父亲回答。

这个小生命刚出生，父母就为她取了法号，现在，她已经十七个月大了。她在床上敲打着玩具鼓，一脸的天真烂漫。当护士走近时，她还会对护士微笑……

我们在静冈县完成采访后回到了东京，立马跑去询问之前那个孩子的状况。

新生儿病房里的寂寞光景

"在我们离开的这段时间里，孩子的状况怎么样？她还好吗？"

"一点也不好。如果她一直这么虚弱下去，到时候，就算父母同意做手术，可能身体也会受不了。"

不知是否是我的错觉，我总觉得滨村护士说话的声音很低沉，听起来好像孩子的时日已经不多了。

"不过，我们反倒震惊于孩子强大的生命力。她竟然只靠打静脉点滴就坚持了这么长时间……她已经出生快五十天了，她真的是竭尽全力想要活下去。"

也许，这个孩子到头来也不会被父母接受，她的出现如同一道光，只闪耀了一瞬间便落寞地消逝了。

就在我们从静冈县回来后不久，一个托管所的保姆打来电话，她说自己一直关注这个孩子的情况。她告诉我们，自己工作的托管所里也有一个脑部严重受损、被父母"当成是已经死了"的孩子前几天刚刚离世。

当天晚上，我乘坐JR内房线来到了位于千叶县的那个保姆家。

女婴去世时刚满一岁。她的父母都是三十出头，大学毕业，父亲是国家公务员。

"这是他们的第一个孩子。孩子刚一出生，他们就发现了她的症状，这仿佛是一道晴天霹雳。这两个人都有马上要结婚的弟弟和妹妹，他们担心残障儿的事情传出去会影响家人未来的婚事，也担心被同住在公务员宿舍的同事们发现。于是，这对父母在经过一番商量之后，决定把孩子当作夭折处理。"

这位母亲带着孩子在娘家附近的医院住了一段时间后，回了一趟家，但在那之后她没有回到公务员宿舍，而是在宾馆住了几天，然后就直接把孩子带去托管所了。

"他们把孩子藏在托管所，从来没有把她带回自己家，也没有告诉任何亲戚和邻居。"

孩子躺在床上，不能自己翻身，也没有哭着要吃奶。她的体重一点一点地增加，但过了将近一年，她的手脚还是像四个月大的孩子一样细。

一岁生日的次日，她突然高烧四十多度，呼吸困难，不久便死去了。

当晚，父母在医院的地下室太平间里悄然举行了守灵仪式。护士和护工在小女孩那张死气沉沉的脸上化了一层薄薄的妆，她就这样结束了悲剧的一生。那天，不光是孩子的亲戚，就连孩子的父亲也没有来守灵，孩子的母亲则穿着和以往一样的衣服独自坐在那里，没流一滴眼泪。

第二天，我们来到了某大学附属医院的儿科病房。病房里有一个五个月大的婴儿，他也患有类似的先天性脑部疾病。

"刚开始，孩子的父亲要求'不要做手术，就让他这样吧'。医生们从医学的角度考虑，也建议不要给孩子做手术，于是，父母亲便同意了。虽然后来母亲一直给孩子喂奶，但估计他只能在这等死……"护士长说道。

我低头看了看躺在床上的孩子，他瞪得圆圆的眼睛一闪一闪地闪烁着光芒。我不知道他能不能看到我，因为他的脸上没有任何表情。他丝毫没哭，好像只是静静地等待着迎接死亡，孩子的眼睛似乎能看穿我的心……

再回到刚开始那个患有唐氏综合征的孩子。机缘巧合之下，我们有幸守在这个小生命身边，但我们只能把自己当作看戏的观众，对此坐视不理吗？我们能帮得上什么忙呢？剩下的时间已经不多了。我们再次来到了东京站附近的A律师事务所。

A律师听了事件的经过之后，沉思了一会儿，终于开口说道："这种情况显然是不能放任不管的。如果你愿意，我可以给你介绍事务所的一位年轻律师，你可以让他专门负责这件事，好好想想我们到底能做什么。"

身有残疾的年轻律师开始行动

那是一段不同寻常的经历。

由于父母拒绝给唐氏儿做手术，所以她随时可能面临生命危险。这时，一个沉重的问题摆在我们面前——如果我们对此坐视不理，孩子将不可避免地死亡，我们真能见死不救吗？就在这时，A律师为我们介绍了一位眼部有残疾的年轻律师。

大约十年前，这位名叫杉原的律师还在上大学三年级，突然有一天，他感觉头疼得厉害，双眼也出现了异常，视线里的所有东西都出现了重影。在那天之后的一个星期内，视力急剧下降的他几近失明。经过诊断后才知道，这是由于视神经萎缩导致了急性失明。

他当年上的是城里数一数二的重点高中，每年有一百多名学生考入东京大学或京都大学，另有一百名学生考入当地的国立大学，他也不例外。但没想到的是，自己在顺利考入大学后却遇到了如此大的打击。他放弃了从高中时期就梦想通过的律师资格考试，甚至还动了退学的念头。那件事情发生后，他一直在医院住了八个月。

一个星期天，正在和病魔斗争的他躺在空荡荡的医院的候诊室沙发上，呆呆地望着天花板。

"我为什么会变成这样……我控制不了自己，满脑子想到的都是这些，越想越觉得自己不幸。这时，我听到一楼走廊的拐角处传来一阵男性的声音：'一、二！一、二！'"

他顺着声音的方向走过去。虽然看不清对方的五官，但隐约能看到一个双腿残疾的人正扶着助行器一步一步拼命地向前走，他仿佛在用喊声鞭策着自己做康复训练。第二天、第三天，杉原几乎每天都能听到他"一、二！一、二"的喊声。

"虽然进步得很慢，但是他能听到男人的声音正在不断加快，他的脚步也慢慢变得灵活起来……从那一幕中，我感受到原来人类是可以依靠自己的力量来改变命运的，真是太了不起了！

这让我感动不已。"

"好，我们再来一次!"在朋友们的鼓励下，杉原开始克服双眼的残疾，一步步艰难地向前迈开步子。

"其实我有一段时间非常苦恼，特别讨厌自己。但正因为我有过那段痛苦的经历，才觉得承受苦难的人不一定只会生活在无聊之中。"

目前，杉原的左眼视力为零点零三，右眼视力为零。身为一名律师的他，如果不能读写文字、翻阅《六法全书》，就根本无法开展工作。因此，他借助电视型文字放大机，将文字放大二十倍才使自己能够勉强开展工作。

"好的! 我明白了。这个案子虽然没有委托人，但是说到底，委托人其实是那个孩子。我跟她一样，也是残疾人，我愿意尽全力帮助她。"

第二天，杉原律师开始奔波于检察院、家事法院、儿童指导中心等相关机构，努力寻找解决问题的办法。

如果急需抢救婴儿的性命，而医生又不愿在未经父母同意的情况下进行手术，那么只好暂时中止父母的亲权，通过委托亲权代理人来要求为孩子进行手术。但是，此方法即使在法律理论上说得通，在实践中是否能实现呢? 而且最重要的是，在孩子与死亡抗争的关键时期，这个计划是否现实呢?

一九八二年四月，美国曾经发生过一起案件，一对父母生下了唐氏儿后，因其内脏器官先天异常，便在法院的许可之下放任孩子死去了。这件事在美国社会上引发了"父母是否有权让孩子死亡"的争议。而且刚好在我们处理这个问题时，美国纽约又发生了类似的事件——一个重度残疾的婴儿在医院出生之后，当地法院赋予了父母"让孩子死去"的权利，然而美国司法部却提出了反对意见。

据日本最高法院总务局表示，日本至今还没有此类纠纷的先例。不过，据说曾有一对父母被宣布丧失亲权的案例，我们随即开始查询有关这起案件的记录。

我们两个记者和手拿辅助拐杖的杉原律师并肩作战，"委托人"——也就是那个孩子，仿佛一直在一旁声援我们。

儿童指导中心来调查

"怎样才能挽救那个唐氏儿呢？我们必须要抓紧时间……"

同样身为一个残疾人，患有视觉障碍的年轻律师杉原，在调查过程中始终散发着一股热情，让人感觉不到一丝犹豫，仿佛正大步流星地朝着"尊重生命"的目标迈进。

但是话说回来，我们到底有什么办法呢？杉原律师想到了一个紧急方案，那就是剥夺这对父母的亲权，让他们无力干预孩子的手术。然而我们以前从未听说过这种做法。

根据民法的解释，如果"父亲或母亲滥用其亲权或有任何不当行为"，家事法院可宣布父母亲"丧失亲权"。该法律规定，在剥夺父母亲的亲权后，法官会指定一个人作为父母亲的代理人来行使亲权。

于是，我们和杉原先生来到律师协会的图书资料馆翻查为数不多的几个判例。据记载，一九七九年五月，东京家事法院八王子分院曾作出判决，剥夺一位长期虐待儿童且酗酒父亲的亲权。

继续读下去，我才发现剥夺这位父亲的亲权的确有很充分的理由，他们家的状况实在太过悲惨。

这位后来被剥夺了亲权的父亲于一九七六年与妻子离婚，独自一人和大女儿、大儿子、二女儿三个孩子一起生活，但由于体弱多病，他一直没有找到工作，靠领福利金度日，几乎天天酗酒。

大女儿上初二时，这位父亲不光强迫她发生性关系，还对她施虐。不久之后，大女儿就和母亲一起离开了这个家，与其断绝了联系。大儿子离家去做木匠学徒后，父亲又开始对二女儿重复同样的行为。在忍无可忍的少女向初中女老师发出求助后，老师便向儿童指导中心报案了。没想到这位父亲一来到中心就开始以亲权的名义要求归还女儿，还对这位少女说了不少威胁的话……

基于这样的情况，收留少女的儿童指导中心主任向家事法院提出申请，认为这位父亲滥用亲权，损害了少女的基本权利，因此要求法庭宣布他丧失亲权。后来，这一上诉得到了批准，儿童指导中心主任也被选为亲权的代理人。

如果父母亲的恶劣行径像上述案件一样达到了令人发指的地步，那么情况相对容易判断；但如果是这个唐氏儿的案件，法官真的会判定父母拒绝手术的行为构成"滥用亲权"或"行为严重不当"吗？看了判例以后，我们开始陷入深思。

后来我们才得知，就在我们搜罗资料、向检察官寻求意见的同时，儿童指导中心的一位儿童福利员也正在为孩子奔波。

"这个案子中存在父母滥用亲权的问题，甚至还有可能被认定为监护人遗弃。我们希望您能着力调查这两点。"那天，儿童指导中心提出了这样的要求。

护士们说："医院听到这样的消息之后吓坏了。当初决定不要给孩子做手术的是医院院长，他马上就慌了阵脚，把话锋一转，开始命令下面的人快做手术。我们从未见他那么紧张过。"

接到调查通知后，医院立即将情况告知了孩子的父母，请他们最终决定是否愿意为孩子做手术。

"我之前问过医生，他告诉我无论怎么向那对父母说明生命的重要性，他们都会坚持让我们不要给孩子做手术，所以我们别无选择……但现在外部已经派人来调查了，看来那对父母不得不在截止日之前给出一个最终答案了。"

就在截止日的前一天晚上，孩子的外公外婆偷偷来到医生家里看望孩子。

即便要和全社会作对……

到底该给孩子做肠梗阻手术、保住她的性命，还是不做手术、任其死亡呢？现在，这个只能靠静脉输液维持生命的唐氏儿出生已经八周了，这是医院与其家属作出生死抉择的最后时刻。

本来这个问题一直都是医院工作人员和这对父母之间的"内部"问题，但现在公立机构，即儿童指导中心也开始参与调查，这意味着"内部"问题已经向外界公开了——基于这样的情况，院方开始严肃要求父母作出最终表态。

"我们告诉父母，关于亲权的归属问题还没有定论，不能因为此事已向外界公开，当局介入调查，就觉得和自己无关了……正是出于现在的状况，你们才应该再次好好考虑一下。"医院工作人员说道。对院方来说，当局介入调查虽然在意料之外，但他们其实一直期待着外部力量的援助。

然而，这对父母的回答却依旧冷冰冰的，医生和护士们的希望都落空了。

"这对父母即便知道有关部门已经开始参与调查了，他们还是坚持：'不要给孩子做手术。我们就算和全社会作对，也不会改变想法。'他们斩钉截铁地回答。"

在此之前，有一位医生曾经试图劝说这位父亲，这位年轻的父亲回答道："就算我被判有罪，把我关到监狱，我也完全不在乎。我是不会改变自己的决定的！"据说这件事当时在医院引起一片哗然，因此，当这位父亲再次给出否定的回答时，我们一点也不意外，但还是无法就此收手。

我们还是让他重新考虑一下，过一段时间再问他最终答案。三天后，也就是医院要给儿童指导中心答复的前一天，孩子的外公外婆晚上偷偷来到了医生家里。

他们是担心在医院会惹人非议，所以才来到医生家里单独对他说一些难以启齿的事吗？还是因为想让主治医生跟自己站在同一立场上？这对老夫妻跟医生谈了许久，最后才说出他们的真心话："就让那个孩子静静地死去吧。"

医生告诉他们，这件事马上就要公之于众了，还有一天的时间，请回去和孩子的父母好好谈谈再给医院最终答复吧——这对老夫妻听了这番话后只好回去。

为什么全家人都要阻止孩子继续活下去呢？虽然这对父母嘴上说着"因为我们觉得孩子将来不会幸福"，"不管我们被判什么罪，都是为了孩子的幸福着想"，但这是他们的真实想法吗？

每当我们试图探寻这对父母内心深处的秘密时，就会不由地想到这个家庭与其他唐氏儿家庭之间的截然不同之处。

高木俊藏和妻子加根子两人住在中国地区①的 A 市，他们有两个患有唐氏综合征的男孩。

"这两个孩子都是母亲在高龄时生产。我们怀二胎的时候就特别担心，于是去咨询医生，医生告诉我们，连续生两个唐氏儿的几率大约是万分之一，我们也觉得那样的情况应该不会发生。可是没想到……"

在得知老二也像老大一样患有唐氏综合征的那天，医院给正在单位上班的高木俊藏打了电话。"医生在电话里对我说，'你的妻子已经哭得不成人形了'，让我务必马上赶过去。"

加根子继续说道："说实话，这对我的打击太大了。我想跟孩子一起死，但医院又不让我带孩子出院，我整整哭了一两天，怎么也想不出解决办法……后来，我觉得，既然再怎么样也没有退路，我就只能直面生活了。我开始慢慢转变想法……"

心直口快的人

"我们两个人很晚才结婚，而且一直怀不上孩子，就想尽快生一个。结婚第三年的时候，我们开始商量着要不要领养一个孩子，甚至还去福利院看过。所以，当发现自己怀孕的那一刻，我高兴极了，给所有认识的人写了信，告诉他们我怀上了，我怀上

---

① 日本的一个区域名，由日本本州岛西部的鸟取县、岛根县、冈山县、广岛县、山口县五个县组成。

了!"

高木俊藏和加根子这对夫妇，男方于战争时期出生在中国大陆，他目前在一家小公司担任经理。当年，他和一所护理学校的老师加根子相亲，步入了婚姻的殿堂。结婚时他俩都已经三十多岁了。

但没想到的是，他们好不容易盼来的孩子在出生时就患有唐氏综合征。刚开始他们观察了很久，总觉得孩子看起来像得了病，但又不敢确定。当夫妻俩知道确诊的结论时，已经是孩子出生一年零几个月之后的事了。

"那时候孩子已经会笑了，变得越来越可爱。而且，对我们来说，这个孩子不是'怀上的'而是'上天把他带给我们的'。我们才不管他是不是得了唐氏综合征，一心只想把他抚养成人。"

在长子出生五年后，已经是四十岁高龄产妇的加根子又生了第二个男孩，没想到……他们从来没想过会发生这样的事情，妻子知道这个消息后内心备受煎熬……

"不过，我们两个本来就是乐天派，所以很快就从绝望中走出来了，觉得哭也没用。现在周围的人看到这两个孩子，都会说：'兄弟俩都是唐氏综合征啊，你们真是太辛苦了！'但我们一点都不觉得辛苦，反而发自内心感谢上天把他们带到我们身边。"加根子说。

这对夫妻在婚后一直和丈夫的父母一起生活。

"刚开始的时候，家里只有我们四个人——年迈的父母和我们俩。大家一起吃饭的时候，经常陷入沉默。但自从两个孩子出生后，家里就多了很多欢声笑语。这两个孩子就算少了其中的一个，我们和老人都会感到寂寞……"

一般来说，家里有男孩的家长都会担心孩子的升学考试、行为举止和家庭暴力等问题，但是这些问题从来没有在这个家中发生过。

"我一看他们，就知道他们身上完全没有人性中的丑恶和得失之心，比如说，想陷害别人，或者为了获得利益把别人挤下去，等等。在他们身上，这些东西仿佛都被抹去了，只剩下了人性中最纯粹的部分。大家不是经常说'纯粹'其实意味着'缺点什么'吗？都说得了唐氏综合征的孩子是佛祖带来的孩子，我觉得正是如此。"

"您说的'最纯粹的部分'大概就是指人性的本真部分吧。"

"对，就是这个意思。"

这家人说，从孩子身上学到了做人的道理，所以从来不会羡慕其他健全的孩子，也从来不把自己的孩子和其他孩子作比较。

"我们一直觉得，每个人的生活都是不一样的。大家都想上名校、想在大企业工作……这怎么可能呢？我觉得每个人有不同的生活，彼此的生活方式也都不一样，这不是很好吗？所以，我希望我的孩子们，虽然是残疾人，但也能过上对自己来说最好的生活，我希望他们有朝一日可以骄傲地说：'妈妈，我能活在这世上真是太好了！'"

在这对父母接受采访时，兄弟俩在一旁显得很无聊，没过一会儿就打起了瞌睡，渐渐进入梦乡。

这对兄弟中的老大总是说，等他从残疾人学校毕业以后，要好好工作、攒一笔钱，带着大家一起去香港吃中餐。

"他肯定是在电视上看到的。而且他说的'大家'可不止我们家里人，他想把老师、朋友们都一起带去呢。我跟他说：'那你必须非常努力地工作才能攒下这么多钱喔。'"

当其中一个孩子外出参加残疾人学校的修学旅行，连续几天不在家时，另一个孩子自己待在家里就会觉得孤单，好像少了点什么似的。等到那一个回来了，他俩马上兴奋起来。

"他们一见面就紧紧地抱在一起，高兴得不得了。"

看着正在打盹的两个孩子，这对快到退休年龄的夫妻高兴地说着，脸上渐渐浮现出笑容。他们和今年已经八十三岁、七十七岁高龄的祖父母组成了一个六口之家，一家人生活在一起的样子构成了一幅平凡而又和睦的光景。

心地正直、善良的人是多么幸福啊——我一边这样想着，胸口涌起一股暖流。

无法摆脱死亡的阴影

我从JR上野站乘坐常磐线去拜访另一个家庭。

今年十岁的四年级学生奈穗子出生的那一天，是一个太阳高照的酷暑天。当时，正在公司上班的奈穗子父亲新司突然接到了妻子登喜枝所在医院打来的一通电话，主治医生在电话里说要和这位父亲谈谈。

"接到这个消息实在是太突然了。不过，医生通知这种事情的语气不总是很平淡吗？我到医院后，马上就被带到了新生儿室。那是我第一次看到我的孩子，她躺在保育箱里，说实话，我当时吓了一跳，一下子就慌了……我立马冲出了医院。"

那时离午间打烊还有一段时间，这位父亲冲进了医院旁边的一家餐馆，点了一杯酒。他觉得强行给自己灌一点酒也许能好受一些，但还是完全喝不下去。

据登喜枝后来回忆，她还记得自己躺在产房的床上时，总有一种奇怪的预感。

"孩子出生的那一刻，我听到护士小声惊呼了一声：'哎！'那时我的意识还模模糊糊的，但确实记得那个声音。一般来说，孩子出生后护士都会把孩子抱给母亲看，告诉她们'这是你生的宝宝'，但是我生完孩子后，护士马上就把孩子带走了……"

心烦意乱的新司终于整理好心情回到医院，来到了妻子的病房。

"丈夫对我说：'辛苦你了。'我问他：'你看到孩子了吗？'可是他只回答我说：'孩子身体有点弱，暂时放到保育箱里了。'现在再回想起来，他那时候一定在拼命控制着自己的情绪。"

登喜枝得知大家都知道事情的真相时，已经是孩子出生后二十多天的事情了。

宝宝奈穗子患的病学名叫作"大腿骨腓骨尺骨综合征"。她的右臂从手肘以下是残缺不全的，右腿的大腿部分长度只有正常孩子的三分之一左右，左腿则要更短一些，脚腕就像直接长在大腿上一样，脚趾也只有两根。如此严重的残疾，就连专家看了以后都认为这是世界上少有的先天性肢体畸形病例。

"当我得知这个消息的时候，仿佛全身的血液都被抽干了，我好像掉进了一个黑洞，完全不知道发生了什么……在那之后的一段时间里，我一直不敢看孩子的脸，所以就一直没去医院。"

从那时起，死亡的阴影就一直笼罩着登喜枝。后来，登喜枝虽然鼓起勇气把孩子从医院接回家了，但母女俩从早到晚都待在房间里，从不踏出屋门一步，过着与世隔绝的生活。

"和孩子躺在一起的时候，我总觉得自己做了一个噩梦，我希望一觉醒来后奈穗子能变成一个手脚正常的孩子。我每天一边这样想着，一边以泪洗面。"

登喜枝的丈夫看到她这副样子，甚至提议带着孩子一起去山中隐居，并要求上司把他调到靠近农村的一家分公司。

"新居位于太平洋波涛汹涌拍打的海岸上，从屋子里可以听到海浪的声音。我甚至有段时间一直想着和奈穗子一起跳海自杀。我背着奈穗子，用棉衣裹住她，在棉衣的袖子里装了很多小石子，向海边慢慢走去……那时，我脑子里想的全都是这些场景。我觉得死亡是我们唯一的归宿。"

自从孩子出生以后，他们为了不让邻居和亲戚知道，一直绷紧神经过着暗无天日的生活，大概花了三年时间才从阴影中走出来。

"大约是她两岁半的时候，有一天，我突然听到奈穗子的声音，抬起头来竟看到这个孩子使出全身力气站了起来。虽然身子一直往较短的左腿那边倾斜，但是她一下子松开了抓着的东西，开始摇摇晃晃地向前走了！在她出生时，医生就告诉我们她有可能终身卧床不起，没想到现在竟然可以自己走路了！我哭得停不下来……从那一刻起，困扰了我那么久的死亡阴影终于消失不见了……"

这对父母在重度残疾的奈穗子的鼓励之下，终于开始朝前看了。

改变了父母的人生

奈穗子出生时就有严重的先天性畸形：右手缺了一半，右大腿短了一截，左腿比右腿更短，而且还只有两根脚趾。

此前，登喜枝就被告知自己的孩子将终身卧床不起，但当她看到奈穗子靠自己的力量站起来，尝试斜着身子摇摇晃晃向前走的时候，她被孩子奇迹般的生命力所震撼了。从那时起，她就告诉自己："我一定要和这个孩子坚强地生活在一起……"

过了不久，奈穗子开始装着假肢上幼儿园。不懂事的同学们说的话难免有些残忍，不过，他们知道奈穗子和大家长得不太一样，他们感到好奇也是难免的。

"嘿，让我看看那儿。"其他同学对奈穗子说。

听了这话，奈穗子便撩起衣服露出残缺的肢体。奈穗子不断经历类似的事情，慢慢成长为一个不再让父母担心的孩子。

一次幼儿园的表演会上，孩子们一边跳绳，一边绕着舞台转圈。在妈妈们的注视下，终于轮到奈穗子上台了。只见她把绳子的一端牢牢地夹在右腋下，把另一端用左手捏住。

"虽然我只是在一旁看着，但当时我紧张极了。想着她能不能做到啊，我不禁闭起眼睛，屏住呼吸。"

奈穗子跳起来了！噔、噔，她红着脸，用她的假肢一边有节奏地敲打着地面，仿佛在给自己"嘿！嘿"地打节奏。她一边跳，一边转圈。

"最后，她绕着舞台跳了一圈。跳完的那个瞬间，目睹了整个过程的妈妈们爆发出雷鸣般的掌声，有的人一边鼓掌，眼里还噙着泪水……"

让登喜枝难忘的还有一件事，发生在她和奈穗子一起从幼儿园走到海边的那一天。幼儿园的孩子们分组排队，走在那条距离海岸线四百米的路上，奈穗子排在队列的最前面。走着走着，她的队伍就落后其他队伍不少。

"我后来听说，保育员甚至想'干脆把奈穗子抱起来走得了'，但没想到其他同学就算嘴上说着'奈穗子你太慢了''快点走呀'，也没有一个人超过奈穗子走在前面，或者把她一个人甩在后面，大家都跟着她慢慢走呢。那时我真替奈穗子高兴，我相信今后她也一定会在大家的支持下好好活下去。"

一个残障儿存在的意义是什么？对和她一同走在通往大海路上的其他同学来说，对奈穗子的怜悯之心，一定能够成为滋养他们心灵的养分。

现在奈穗子已经上四年级了。因为她双腿残疾，所以每天上学单程就要走上四十分钟。

"虽然可以勉强走路，但奈穗子有时也会说：'如果我有健全的手脚就好了啊……'可现实是奈穗子就是没有健全的手脚，所以我尽量让她接受这个现实，或是告诉她，如果有了手脚，那她就不再是现在的奈穗子了，妈妈希望她在自己力所能及的范围内做自己想做的事情……"

到了秋季运动会那天，奈穗子和其他小朋友一起参加了跑步比赛。裁判员喊了"一、二、三"后，孩子们一齐冲了出去。奈穗子一边跑着，身体一边剧烈地左右摇晃。但在其他孩子全部冲过终点线后，奈穗子还剩下一半的路程，她还在跑。拼了命，用尽全力地跑。那时，全校的孩子和家长的目光都集中在奈穗子的动作上。在孩子们"加——油！加——油"的欢呼声中，奈穗子最终冲破了终点线。

当掌声在一个残障儿周围响起的那一刻，不知道其他孩子和他们的父母是什么心情。

也许奈穗子让他们看到了以自己的方式尽力活下去的美好样子。他们也可能以此为契机，获得了活下去的勇气。这个名叫奈穗子的残障儿在这世上正扮演着一个重要的角色……

不过，显然父母才是从奈穗子那里获得最多东西的人。奈穗子的父亲说："如果她没有出生，我现在可能受尽了生活和工作的打击。也许在别人看来，这个孩子只是社会的一个负担，但对我而言，奈穗子的存在却让我能够更丰富地看待人生。"

为什么生下来就是这样的身体？

我们从大阪市坐三十分钟的火车，来到了几年前开发的新城区。这家人住在高层公寓的十一楼。在这套3DK①的房子里，透过窗子可以看到大片的共同住宅区和无数没什么变化的窗户。晚秋特有的淡淡日光温柔地洒进了房间里。

"看看这些，这都是我丈夫的东西……"顺子指着房间角落里堆积如山的杂志说。

---

① 英语"Dining Kitchen"的缩写，指餐厅兼厨房。3DK 的户型近似于三室一厅。

《日经商业》《PRESIDENT》《商业界》《销售创新》《消费与物流》《财富》……大概数了一下，这堆杂志至少有三四十本，而且都是有关经济的杂志。

"他每个月都会买十五六本杂志，在家的时候就一直看这些。我偶尔跟他说起孩子的事，刚一开口他就说我太吵了……"

顺子的丈夫隆志从国立大学毕业后，进入西日本首屈一指的连锁超市，目前正在一家大型分店担任销售经理。他今年三十四岁，是典型的"婴儿潮一代"。顺子高中毕业后先是进入了一家小公司工作，后来去了隆志所在的那家公司。她在被分配的第一家分店里认识了区域负责人隆志。

"我听说他特别聪明，进公司后，还作为新员工代表宣读了誓词，公司里的阿姨们都特别崇拜他。何况他还是个独生子……我们结婚之前，婆婆就跟我说：'你来我们家住吧，你的睡衣和牙刷我们都买好了，就等着你来了。'她那时候对我那么好，可结婚后一切都变了……"

顺子至今还清楚地记得她和丈夫从冲绳度蜜月回来的那一天。

当时，顺子和丈夫、公公、婆婆四个人围坐在餐桌旁正要吃晚饭，她很自然地从公公开始给大家盛饭。那时婆婆还没有落座，顺子觉得不能让饭放凉了，就先给自己和丈夫盛好了饭，婆婆看到后马上就不高兴了。

"婆婆说我盛饭的顺序不对，她不想吃最后盛出来的饭……没想到从那之后她有一个星期都没和家人一起吃饭。在我们家，无论是吃饭还是泡澡，如果没有按照'公公、丈夫、婆婆、我'这样的顺序，她就一定会不高兴……"

后来，顺子怀孕了。孩子的预产期是刚过正月的那段时间，所以临近年关的时候，她便回到了娘家，并给公公婆婆打了一通电话。

"我告诉他们，我快要生了，所以今年过年就打电话问候他们一下。婆婆听到我这么说，马上就生气了：'就算孩子没了，马上再怀上一个不就行了吗？你怎么连过年都不回来问候一声呢？'她说的'孩子没了'，是指流产。最后，我还是赶在过年的时候挺着大肚子去他们家问候。最过分的是，婆婆甚至还把家里的大米都藏起来。她欺负我可不是嘴上说说而已。"

隆志和顺子在一起的时候，婆婆的态度就能好一点，一旦隆志不在家，婆婆就会变得格外严厉。顺子受够了这样的婆婆。

顺子的长子平安出生后的两年，长女麻由美出生了，患有先天畸形。这个孩子的诞生给关系原本就不好的这一家人带来了更大的危机。

顺子是在产后第四天知道孩子不正常的。

"主治医生问我怀孕期间有没有吃药，我当时就觉得这个问题很奇怪。我回答说没有，医生忽然站起来对我说：'你的孩子没有手。'话音刚落，他就转头离开了房间。"

在此之前，护士一直都给宝宝穿着产后服，想要糊弄过去，但那天晚上，顺子要求护士把宝宝的衣服脱下来，让她看看宝宝的样子。

"她当时虽然还看不见，但那双小眼睛直勾勾地瞪着我，仿佛在质问我为什么把她生成这副样子，这让我起了一身冷汗……"

宝宝的右手从肩部往下完全缺失，左手只有到肘部的三分之一。胳膊的末端好像连着两根手指，但却毫无用处。她的病被称为"先天性双上肢缺失"，是一种重度残疾。

都是儿媳妇的错，这是我们家的耻辱

产后第四天晚上，在顺子亲眼看到孩子先天异常后，她的丈夫、母亲和妹妹们就轮流守在她身边。

她说："我当时差点就要疯了！身边的人都担心我用一块玻璃或者其他工具杀死孩子或试图自杀。我当时脑子一片空白，一心只想到未来可能会发生的噩梦，比如她是个女孩，以后要是来月经了怎么办、能不能自己照顾好自己、能不能找到结婚对象……我不停地想这些无关紧要的事情，越想越茫然。"

过了几天，顺子才听说公公婆婆去找主治医生求助，让他帮忙办"那件事"。

"既然现在有那么多人堕胎，那你能不能就当孩子没出生过，想办法给我们解决一下？"两位老人竟向医生提出这样的请求。

"医生回绝了他们：'孩子还在肚子里也就算了，既然她已经出生了，我们绝对不能做这种事。'也许医生想让这家人放心，他又补充道：'这种孩子一般活不了多久。'婆婆听了这话，便开始期待孩子死去的那天……

"我们给这个孩子取名为麻由美，她在医院住了一个多月后，我们才带她回家。她生来就几乎没有吸奶的力气，一百毫升的奶要用一个小时才能喝完。

"婴儿一般每过两小时就会肚子饿，可麻由美光是喝奶就要用一个小时……所以我们照顾她真是很辛苦。就这样照顾了一段时间后，她变得越来越可爱。可是，婆婆他们还是会时不时地给我打电话问'她是不是快不行了'，'她还活着吗'，就好像在责怪我竟然让这孩子活下来了。"

不仅如此，更让顺子伤心的是公公和婆婆说："我们家生了这样一个孩子，全都是儿媳妇的错。"

"这明明是我和老公一起生的孩子，怎么能怪其中的一个人呢？然而，公公和婆婆却说：'我们家就算追溯到远亲，也从来没有什么残疾人，所以肯定是你们家那边有什么问题。'无论我如何从医学角度向她解释这种疾病不是遗传病，她都听不进去。'顺子，全都是你的错'，每次她都这么跟我说。"

顺子虽说是在工作中认识丈夫隆志后才结的婚，但隆志的父母却始终固执地认为顺子是嫁入他们家的人。婚礼当天，在公公婆婆的要求下，顺子穿着白色的新娘礼服来到隆志家，婆婆拉着她的手，带着她给街坊邻居挨个打招呼。

"都已经这个年代了，这家人还真是古板啊……"顺子当时这样想着。

在公公婆婆的脑海中有一种根深蒂固的认识，他们觉得麻由美生来就背负着沉重的包袱，这是他们家的耻辱，他们更愿意把"家""神""国"等概念置于孩子之上，而不是把她当成一个活生生的人来关心。

在麻由美一岁多的时候，隆志突然说要像年轻时候那样，和父母一起住。他的父亲年纪已经大了，身为独生子的隆志想要尽孝道。但是公公婆婆却不愿意让麻由美到自己家来，有时候顺子带着麻由美去他们家时，就算是白天，他们也会拉上窗帘，生怕别人从外面看到。

"我不想和他们生活在一起，而且公公婆婆甚至说，如果我和丈夫离婚了，希望他只抚养大儿子一个人，不想让麻由美到家里来。老公大概是想尽孝道吧，他竟然也说要跟我离婚。

"或许是身体残疾的缘故，麻由美很快就学会说话了，没过多久就能给她的爷爷奶奶打电话了。有一次婆婆感冒卧病在床，麻由美在电话里温柔地对她说：'奶奶，你可要快快好起来呀。'"

这个可爱的小女孩克服了大人内心的障碍和矛盾，渐渐勇敢地长大了——看着麻由美的侧脸，顺子不由这样想道。

一个精英的人生转折点

每个人的人生都有一个转折点——在一家世界知名大型电器制造公司担任经理的松浦健就是一个很好的例子。原来，任凭世界上哪个国家的人看来，他都可以说是过着让人羡慕的精英的生活，可就在三十一岁那年，他的人生轨迹发生了巨大的变化。

"我刚进公司的时候，正赶上了日本经济高速发展的时期，我天生严谨认真，工作非常努力。我说话开门见山，做事雷厉风行，可以说是十足的工作狂。无论是事业还是生活都一帆风顺，可就在那时，我的孩子出生了……"

现在回想起来，他的人生即将迎来转折的时候，也正是整个时代发生剧变的时候。

那是一九七六年七月的一天，田中角荣刚好被捕。松浦在公司上班时接到了他母亲的电话，于是申请提前下班，来到了妻子美智住院的医院，期待着看到自己顺利降生的儿子。

因为这是他们的第二个孩子，所以夫妻俩的心情比较平静，松浦轻描淡写地对刚从产房出来的美智说了一句："太好了，是个男孩！"于是两人便回家了。

"第一胎生了女儿，第二胎是个男孩，真是不错啊……我独自一边傻笑一边小口喝着威士忌。到了晚上七点半左右，电话突然响了……

"护士在电话那头没有说明具体原因，只是让我明天一早去医院找主治医生。

"她的声音好像有点低落，那时我才忽然意识到事情好像有些不对劲。那天晚上我心烦意乱，怎么也睡不着，害怕孩子是聋人或盲人……总之，第二天早上我到了医院，从医生那里得知我的孩子患有唐氏综合征。当时我连唐氏综合征是什么都不知道，医生简单地向我解释了一下，只是让我做好当爸爸的准备……"

离开医院后，松浦先是去了一家书店。他在之前从未接触过的医学书架上找到了一本医学全集，便站在书架前读了起来。随后，他又去了下一家书店，同样是在书中查阅有关唐氏综合征的部分。

"医学书里，一般都会把很严重的问题描述得很简单。我读着读着，感觉眼前发黑。这下麻烦了，我实在想不出什么办法了……我感觉自己好像一下子从天堂坠入了地狱，回家后独自偷偷地哭了。"

松浦把这件事告诉了住在九州的岳父岳母，老两口第二天就赶到了东京。在这种情况下，为什么父母们的心情总是差不多呢？就在松浦的父母悄悄向主治医生提议的时候，他的岳父也建议松浦他们去找医生谈谈。

"让美智抚养这样的孩子，身为父母一定于心不忍。我的岳父虽然没有提出要拆掉生命维持装置，但是他提议医生把孩子从保育箱中拿出来，让其就此停止呼吸。

"既然岳父都这么说了，于是我真的去了医生办公室。没想到医生却说：'不用太担心，把他养大就会发现他的可爱之处了。'听了他的话后，我倒是改变了想法。"

三个月后，松浦的妻子才知道这件事。她的父母觉得对不起她，于心不忍，于是一直瞒着美智。后来到了她回老家和亲戚们庆祝的时候，她的母亲才决定亲自告诉她。

美智说："在母亲告诉我之前，她先给了我一封丈夫写给我的信。信中这样写道：'本来应该由我来告诉你，但我觉得你想哭的话，一定需要一个能放开了哭的地方，所以我才这样做。'当时公公婆婆一直和我们住在一起，所以他特别考虑了我的感受。"

当初被一家人当成"不速之客"的那个唐氏儿淳现在已经七岁了，上小学一年级。他的出生，可以说是一个职场精英和他家人的人生转折点。因为在这七年里，一家人对幸福的认识彻底颠覆了。

让人思考幸福真谛的模范人生

当发现儿子是残障儿的时候，这一家人要么对此视而不见，要么怨天尤人，想不通为什么只有他们一家人如此坎坷。不过，在经历了挣扎与痛苦后，他们最终还是不得不穿过这段暗无天日的隧道。

在大公司担任经理的松浦健也不例外。

"当时，我在公司总部的核心部门，一下子觉得自己好不容易爬上来的梯子好像突然被移走了，也很担心这件事如果被公司的人知道了该怎么办。那时我非常在乎别人对我的看法，觉得人生好像跌入了谷底似的，一直过得浑浑噩噩。"

这样的状态持续了近两年后，松浦终于清醒地意识到自己已别无选择，只能接受事实，无论如何也无法逃避。从那时起，他的内心开始渐渐明亮起来。

从前身为工作狂的松浦，心里究竟发生了什么样的变化呢？

"那个孩子出生的时候，社会正处于经济高速发展期，我个人的生活也是一帆风顺，物欲特别强。我想买车、想盖房，当我看到别人比自己有钱时便羡慕不已……我老婆喜欢买东西，在生活方面完全没有耐心，只要稍有不顺心的事，就马上去购物。不知道该说这是贪婪，还是对待人生的态度傲慢。总之，从那时起，这些东西似乎一下子都消失不见了。"

松浦告诉我们，从那一刻起，他们夫妻俩对世界的看法也发生了变化。

"听起来可能很奇怪，当我看到一朵花盛开的时候，之前明明不会有什么感悟，但自从那时候起便会不自觉地发出'啊，这地方开着花呢，真漂亮啊'的感叹。生活中的一些小事开始给我留下深刻的印象，我还经常被一些以前从未留意过的文字，或人的故事和他们所说的话感动。"

为什么松浦的意识会发生这样的变化呢？这大概只能解释为：患有唐氏综合征的长子淳让这对夫妇的内心渐渐充盈。

"当我看着儿子时，他总是表现出很幸福的样子，一年到头什么时候都在笑。当然，伤心的时候他也会哭，但马上又破涕为笑。他很感性，尤其喜欢音乐，如果家里开着电视，他马上就会找来一根棒子当作麦克风。"

不过，当电视屏幕上出现摔跤、拳击或暴力场面时，他就开始哭或逃到一边躲着不看。不喜欢"冲突"是他的本性。

比如在运动会上，如果有一个和他一起跑步的朋友摔倒了，淳就会站在那里等他爬起来，牵着他的手一起跑。

"正常的孩子就算把别人撞到，也一定要跑在前面。这种事不光发生在运动会上，平常的游戏、学习，甚至整个社会都在这样的机制下运行。然而，淳那孩子却等着倒下的对手爬起来。我渐渐觉得，正是这种心态才能给人类带来幸福。"

这个唐氏儿从小就保持了人类与生俱来的纯洁心灵，没有沾染任何邪恶的欲望和多余的知识——他的父母渐渐觉得，也许这才是一个让全人类思考幸福真谛的模范人生。

每到淳的父亲晚上下班回家，他一按门铃，总能在门外听到"乒乒乓乓"的声音。

"他高兴得上蹿下跳，一看就是发自内心的最单纯的喜悦。这可能是普通父亲无法体会到的。人们不是总这样说吗，唐氏儿是幸福的使者，我觉得这话一点也没错……"

我们听着这位父亲的话，想起了另一个家人一直想要和她断绝关系的宝宝。

"其实，现在有一个住在东京医院里的宝宝……"

我们把事情的经过告诉了他，并向他询问道："如果是你的话，你会对那对夫妻说什么？"

为了救命而征集签名

那对有唐氏儿的父母正在准备杀死他们的孩子——听了我的讲述后，同样经历过一段迷茫期的松浦夫妇说："其实，我们很理解那对夫妇的感受。"他们开始向我们娓娓道来自己的经历。

"即便告诉他们'生命是宝贵的，必须尊重生命'也没什么用，因为他们本来就明白这个道理，只是当真正的育儿重任落在自己身上时，他们可能无法下定决心让孩子活下去。但是，如果让他们放任宝宝死去，不仅会使他们感到深深的遗憾，还会因此错失一次寻找真正幸福的机会。总之，我认为不能逃避生活，而是要抓住机会，这才是明智的做法。

"在我们的一生中，还有很多类似的困难以不同的面貌等待着我们。如果第一次选择了逃避，以后就得重复做同样的事情，你的人生也会因此变得阴暗而又焦虑。"

这段时间，我们拜访了很多残障儿家长，记录他们的喜怒哀乐。同时，我们陆续收到很多像松浦夫妇一样的读者的热心留言，这些留言都是寄给那个唐氏儿的父母的。

其中，有一封信来自一位母亲，她在两年前失去了患有唐氏综合征的大女儿，她在信中这样写道：

> 唐氏儿是这世上最可爱的孩子。他们是开朗、诚实、纯真的小天使。父母在养育他们的过程中会慢慢发现，他们其实比正常的孩子更加可爱，他们身上饱藏着太多的爱。当我

失去大女儿的时候，我觉得自己仿佛失去了所有光明。请问这位爸爸、这位妈妈，你们都只想着自己吗？请帮帮那个孩子吧。另外，医生们都在干什么呢？请你们一定要保护好孩子啊！

一个一岁两个月大的唐氏综合征男孩的母亲也给我们写了一封信：

　　我完全可以理解父母不想让外人知道、觉得自己孩子很可怜的心情。当我被告知儿子患有唐氏综合征时，我的眼前一黑，只希望自己从来没有生过这个孩子。

　　但是，这些都只是暂时的。我把他带大以后，他真的越来越可爱。现在我决定只要他活着，我就一直对他好，他就像下凡的神仙一样，我一定会尽最大的努力去照顾他。

一位同样在抚养唐氏综合征男孩的母亲（来自福岛县岩城市）写道：

　　我每天看报纸的时候都在想，请尽快救救那个孩子吧！我一直都盼着听到孩子的父母说出"救救我的孩子"这句话。孩子的爸爸妈妈，你们似乎认为孩子的未来是不幸的，只是因为她生来身体就有异样，但她已经尽力了啊。她的到来难道不是因为你们的热切期盼吗？这种时候，做父母的应该为孩子作出努力。如果你们什么都不做，就觉得她不幸、可怜，然后让她在沉默中死去，那么，努力活下来的孩子会作何感想呢?

　　要说不担心孩子的未来,那一定是在撒谎。痛苦和烦恼肯定是无穷无尽的。然而即便这样,我们家还是过着幸福的生活。我真心希望这对父母可以珍惜当下,接受孩子成为家庭的一员,尽自己最大的努力建造一个充满欢声笑语的家。如果有什么需要我帮忙的,我愿意做任何事。在此感谢护士们的勇气和热情。我只希望你们可以一直帮助那个孩子,直到最后。

还有一个来自熊本县的团体给我们发来了一封请愿书,上面写着一句话:"请尽快挽救宝宝的生命。"我想他们一定是救人心切,于是匆匆忙忙地收集了签名。请愿书上共有四十多个名字和地址,最后一行写着:"请将我们的祝福转达给医院的医生和护士。"

一位来自广岛县吴市的母亲给我们寄来了一本《小战役》,书中讲述了她那位在一岁生日后不久就因病去世的患有唐氏综合征的三儿子的故事:

　　当我发现老三患有唐氏综合征时,我的想法和这对父母一样,也想过要放弃。但是在养育的过程中,他让我慢慢明白了从前的想法其实大错特错,我觉得自己仿佛重生了一般。

　　不幸的是,孩子只活了一年,现在他已不在人世,却永远活在我心里。而且正因为有了他,我才觉得自己生而为人活着很幸福。虽然我写得不是很好,但我衷心希望这对父母也能努力让孩子活下去,我祈祷着他们能够改变主意。

父母决定做手术，然而……

我们一直守候着的那个唐氏儿现状如何？

那是外公外婆来到医生家请求让宝宝安静死去的第二天。在得知儿童指导中心已经开始介入调查后，医院答应向该中心说明情况。就在当天上午，孩子的父亲给医生打了一通电话，他的声音显示出他格外紧张。

这位父亲一直坚持就算与全社会作对也不给孩子做手术，并拒绝听从医生的劝说。但医生则表示希望他与家人好好商量一下，并把那天上午定为给出最终决定的截止日。那么，这位父亲的最终决定到底是什么？

"和妻子再三商量后，我们决定听从您的建议给孩子做手术。请您帮帮她吧。"

一直坚决不肯让孩子活下去的父亲竟然有了如此出乎意料的转变！医院并不知道这对夫妻互相说了些什么，也不知道他们的想法为什么会发生改变，但无论如何，医生和护士们在得到"手术许可"后便立即开始准备手术。

他们为什么会在最后关头作出这种决定？我们一直密切关注着这位父亲的态度，直到听到他的最终决定后，才感觉悬着的心仿佛一下子放了下来。

我们立即联系了A律师事务所，那位视障青年律师杉原不在，接起电话的是A律师。

"是吗？那真是太好了！我也松了一口气，真希望手术一切顺利……"电话那头，A律师高兴地说道。

我们满怀希望，期待着宝宝做完手术后顺利出院的那一天。

然而……

三天后，我们被告知手术出了问题。

就在儿科和小儿外科医生、麻醉师们接到"手术许可"开始行动时，宝宝的病情迅速恶化。滨村护士告诉我们："我们之前对孩子的生命力感到惊讶，觉得她的命真大，但毕竟这几十天来她一直靠打点滴维持生命，现在的情况非常糟糕。她手脚上的皮肤已经像结痂一样变得越来越暗沉，甚至还有裂口。根据医生的诊断，她的肝脏受损，小便不畅，只能用药物来辅助排泄。之前她还哭闹、扑腾着双手双脚，但现在连哭都不哭了……她的样子实在是太可怜了。"

在这种情况下为孩子做手术可能很危险，如果动刀的话一定会威胁到她的性命——医生们经过一番讨论后，得出了以上结论。虽然这对父母好不容易才同意给孩子做手术，但已有些为时过晚，即便如此，医生们还是不愿意轻易放弃。

滨村护士说："我们更换了静脉滴注的药物，又给孩子输了一些从母亲身上抽取的血液，起码让孩子能承受得住手术……总之，我们在想尽办法让孩子活下去。然而医生们似乎很悲观。有的医生甚至说，这个手术几乎百分百失败，就算有望成功，几率也只有百万分之一左右。我真希望孩子的情况能有所好转。"

从滨村护士的话中，我们似乎感受到了新生儿室里忙乱的气息。

到底还是因为这对父母作出决定太晚了。在这对父母同意手术一周后，医生遗憾地通知他们，孩子做不了手术。

"听到医生这么说，孩子的母亲就哭了。毕竟她给孩子输了自己的血，我想她大概是希望孩子活下去吧……"

在短短一周内，孩子的情况急转直下，仿佛舞台灯光一下子全都熄灭了。就在我们着急了四天后，事情竟开始朝着意想不到的方向发展。不可思议的事情发生了！

出现奇迹了吗？

实在是太不可思议了。谁也不知道为什么会发生这样的事。

"不是吧？这……"

"这难道不是奇迹吗？"

护士们的语气如此夸张，但这其实一点都不奇怪。

这个唐氏儿的父母在医生的劝说下终于同意手术，但那时宝宝的病情已经恶化到无法承受手术的地步，儿科、小儿外科、麻醉科等科室的医生都明确地告诉这对父母，以宝宝目前的情况不能做手术，但在四天之后，情况又突然发生了变化。

当天，医生们为了给宝宝再做一次检查，为她拍了内脏的 X 光片。之前，医生们为了查看孩子肠梗阻的情况已经拍过了 X 光片，但这次当他们把拍出的片子放在日光灯下检查时，医生们突然发出了一声惊叹。

一般来说，当内脏里有气体时，X 光片上会显现出黑色的阴影。由于宝宝患有肠梗阻，所以在之前的片子中胃和十二指肠的部分都有黑影，表示这一部分可以通气，但肠道的部分完全是白色的。

然而，这次的片子却显示出整个肠道都有黑色的阴影。

"医生告诉我的时候，我惊讶得不得了，但一时间还是不敢相信……"

滨村护士飞奔到放射科。孩子的片子上确实显示肠道部分有黑影。也许孩子的肠梗阻可以治好，但这实在是太奇怪了……她还是觉得不可思议，于是又看了几遍X光片。

"我又跑到放射科去检查这个片子到底是不是那个宝宝的X光片，我检查了三遍。医生们也说：'实在是太不可思议了，想不通是为什么。'没过多久，我竟然听到宝宝'噗！'地放了一个屁。虽然不明原因，但我实在太高兴了……"

医生们通过诊断认为宝宝身体里原来堵塞肠道的那层薄薄的膜不知什么时候破了，或者是漏了一个小洞，总之，她的肠道里肯定有空气通过。

"也许我们不需要给孩子做手术，如果像现在这样，她的肠道本来就不是完全堵塞，就算做手术也比较简单。这样一来，医生们又有了希望。我们已经被告知多次，孩子快不行了，做手术的话会有生命危险，但她却能靠着一股神秘力量克服危机，向外界展示出惊人的生命力。她真的是在努力活下去啊！我不禁觉得她是个很神奇的宝宝。"

正如滨村护士所说，我们也被这股神奇的生命力震撼了。

这是一个克服危机、努力活下去的唐氏儿。她拼尽全力求生的样子，仿佛在用她那小小的身躯呼吁我们更多地思考"生命"和"人类的幸福"的真谛。

在医院这个大舞台上，人们上演着出生和死亡的戏码，这里凝聚着人生的缩影，喜、怒、哀、乐全都交融在一起。在这里出现的每一个场景，似乎都在邀请我们走进思想的更深处。在一个唐氏儿处于生死边缘的同时，新生儿室的另一个角落里，短短两天之内发生的事情也同样让人震惊。

一个二十岁左右的年轻妈妈所生的早产儿被抱出产房时，所有护士都发出了惊叹。

"那位母亲在怀孕时就被检查出了异常，当时我们还猜想，这可能又是一个得了唐氏综合征的孩子……然而……"

这是那位经验丰富的护士至今看过的最畸形的孩子。他只有一只眼，没有鼻子，六根手指，内脏畸形……很显然，再发达的医疗技术也无法让这个孩子活下去。

"但是，让我们惊讶的不仅仅是这些症状……"

见证孩子死亡的时刻

这个早产儿出生时就有严重的畸形，他的五官甚至无法拼凑成一张完整的脸。他出生那天，连新生儿科的主管护士都被他严重的病情吓坏了。当天，宝宝的父亲也赶到了护士室，是个二十三四岁的年轻人，宝宝的母亲只有二十岁左右。

宝宝被放在保育箱里，医生们都对他无能为力，当天他便离开了人世。在他去世之前，这位年轻的父亲表示想看看孩子。

滨村护士说："说实话，我们都吓坏了，因为他长得太畸形了，我们甚至不敢看宝宝的脸。如果他的父母看到他的话可能会当场晕倒，宝宝的脸和身体甚至可能给他们留下一辈子的心理阴影。我们和医生都非常担心，尝试用各种方式劝这位父亲还是不要看孩子比较好。"

　　然而，出乎意料的是，这位年轻的父亲并没有因此退缩。"请让我看看孩子"，他再三请求护士，于是护士们只好单独给父亲看了孩子小小的尸体。

　　"尽管我们担心得不得了，但这位父亲还是一个非常坚强的年轻人，他仔细看了看死去孩子的脸。孩子的母亲也哭着说'我要见他，我要见他'，但孩子的父亲只是告诉她'已经见过孩子了，是个早产儿'。他只说了这一句话，并想方设法安慰孩子的母亲。毕竟是他们亲生的孩子，不管孩子长成什么样，他们一定要亲眼看到他。这对父母的样子让我们都很心痛。"

　　我们的孩子生来便如此悲惨，即便他在这世上只活了很短的时间，但我们还是深爱着他，并希望能在他死去时静候在他身旁。这对夫妻虽然年轻，但他们认真面对生活的态度实在让人感动。

　　"这世上其实有各种各样的父母。这个孩子比那个唐氏儿的症状更严重，他生来就有严重的脑部损伤，但他的父亲只要一有时间，就会来医院守在保育箱旁，给宝宝无声的鼓励，目不转睛地注视着他。可是还有一些父母即便看到孩子快要不行了，内心也毫无波澜——每当看到这种人，我就不禁觉得他们的孩子实在是太可怜了。"滨村护士说。

　　听了滨村护士的话，我们马上想到了在某大学附属医院新生儿科听A教授讲过的一个故事。

　　新生儿科有一个婴儿在出生时便患有一种叫作脑积水的严重疾病。由于病情过重，医疗组在用尽一切办法后，与家长达成了停止治疗的协议。

新的生命正陆续被搬到新生儿室，就在同一房间的角落里，有一个婴儿正静静地躺在那里，被宣告了死亡的命运。A教授认为患儿父母如何和孩子共度这段短暂的剩余时光，对一个人来说具有深刻的意义。

他说："刚开始的时候，我要求家长每天都要来两三次。孩子头上戴的毛线帽就是父母来看他的标志。"

因患有脑积水，这个孩子的头比正常婴儿大好几倍。他总是戴着一顶毛线织成的帽子，这是防止身体热量散失的必要措施，有时还需要贴上绷带。

他说："这顶帽子是我拜托他母亲做的。因为孩子的头一直在变大，所以她必须不断织新的帽子给他戴上。她明知自己的孩子马上就要死了，但还是尽心尽力照顾，这对父母怀着对生命的真挚之情和怜悯之心，流着泪把他送到了另一个世界。这难道不是一个真正的人的做法吗？身为医生，我有责任鼓励家长们这样做。"

外人不要多管闲事

最近奇迹仿佛发生在了我们一直关注的唐氏儿身上——在一股神秘力量的支配下，她原本闭塞的肠道竟然通了！此时的状况甚至让我们以为她也许不做手术就能活下去。

但是当护士给她喂奶时，她又马上吐了出来。几天后，当再次给宝宝拍X光片时，她的肠子又回到了原来的梗阻状态，仿佛那个奇迹是周围所有看热闹的大人心中出现的幻觉。

不仅如此，由于当时医生判断孩子或许能够承受手术，所以加大了静脉点滴的剂量。医生说，加大的剂量可能给她的心脏带来负担，现在最让人担心的是她的心脏状态。

这样下去的话，难道就无法通过手术根除威胁宝宝生命的病因了吗？

当为宝宝的情况感到担心时，我们又收到了一封本系列报道读者的来信。

一直以来，有很多希望挽救宝宝性命的人给我们写信或者打电话，但这封来自广岛市的一位五十八岁家庭主妇的信却表达了截然不同的观点，她强烈反对这一系列报道。读了她的信，我们的心情又沉重了一些。那封信的主要内容如下：

> 你们的每一篇文章我都读过了，但我觉得对一个年轻记者来说，写这样的报道实在有点太沉重了。如果无法理解生下不遂人愿的孩子的父母，你就没有资格讨论这个话题。我认为除了重度残疾人及其父母，任何人讨论这个话题都是不能被接受的，就算从人类尊严的角度来看也是如此。
>
> 曾经有一个重度残疾的年轻人，他虽然被救活了一条命，但永远无法过上正常的社会生活，我曾多次听到他责怪母亲："妈妈，你为什么不让我在那个时候就去死？"他在受尽歧视后终于向母亲坦白了自己的真实想法。这个世界上没有不爱自己孩子的父母。无论多少医生、律师、报社记者聚在一起，你们对孩子的爱也比不上他真正的父母。总而言之，我认为批评正在受苦的父母是让人难以接受的。

收到这封信之后，又有人给我打来电话。他说：

　　身为一个外人，报社记者的整个报道都是从旁观者的角度写的。你的亲人中有唐氏综合征患者吗？总之，你们纯属外人多管闲事。

　　你了解对方多少？我有一个亲人患有严重的唐氏综合征，我曾无数次想过一死了之，怀疑自己这样过一辈子究竟有什么意义。我真希望从来没发生过这种事情，我甚至曾想杀了我的亲人，这是我现在真正的想法。

我们到底做了什么？看到读者的这些反应后，我不禁停下来重新思考这个问题，仿佛在黑暗的迷宫中越陷越深。

　　无论如何，我都想从那封信的作者那里了解她的真实想法，于是马上给她广岛的家里打了电话。在长达一个多小时的谈话中，有几点给我留下了特别深刻的印象。

　　比如——

　　如果律师或记者要领养那个唐氏儿则另当别论。我不喜欢看到外人为了保住孩子的性命而到处奔波，或者把这件事发展成一个重大的问题。让残障儿活下去需要付出很多时间和精力，如果他本人和父母都不愿意这样的话，即便孩子像受到上天指引一样，只在这世上停留了一周或十天，虽然很可惜，但这也只能说是他的宿命。

说完这些，她又提到给养老院献血的经历。

"我认为如果三四十岁的男人马上要死了，我不介意献血给他，但如果对方是老人的话，就算献了血，也不可能重返二十岁，所以我拒绝给他献血。"

"哦……那您的意思是说老人就不配活下去吗？"

"是啊，一个人的天命是注定的。人要谦卑地接受和服从这些限制，所以我们在照顾老人的时候也要把握好尺度。"

就让孩子这样吧

"如果父母坚持就算自己受苦受累也要把孩子养大也就罢了，但既然他们说'就让孩子这样吧'，那外人就不该插嘴了。孩子生在这样的家庭是命中注定的，所以为何不承认他们命定如此呢？我想，报社应该不会收留婴儿吧。"

我前面提到的那位读者（五十八岁的家庭主妇）向我们详细讲述了残疾人及其父母的悲惨生活。当我思考这个问题的答案时，竟然意想不到地收到了一位残疾人的来信，那封信的内容令我十分震惊。

"我觉得还是让那个孩子悄悄死去比较好。"

这封信上写道："三十七岁，家庭主妇，现居福岛县相马市××字××。"信中用了大量平假名，逻辑不清的文字写满了三张信纸：

> 据说我当时差点病死了。我常常想，如果那时候我死了就好了。因为这个病，我成了一个弱智。所谓弱智，就是傻瓜的意思，所以我总是被人嘲笑。学校对我来说是一个非常不愉快的地方。我在学校什么都不想学，长大以后却还总是

尿裤子，所以一去学校，周围的人就嫌我臭，没有任何人喜欢靠近我，那时候我只想快点毕业。

学校组织外出郊游的时候我也很痛苦，因为我一般都是一个人吃便当，没有什么朋友。我想不起来上学的那段日子里有什么令人开心的事，好像没有一件好事。学校对我来说是一个令人心碎的地方。

到了初中我还是很惨。同学们不理我，可是我又想跟他们交往。后来我进入社会，情况还是没变，大家依旧不理我。我一直都很想工作，但没有公司愿意要我这样的人。

看到大家说话的时候，我总是很羡慕。我已经很久没有和父母、兄弟姐妹聊天了。现在，我已经结婚了，但丝毫没有幸福的感觉。我并没有打心底里满意这门亲事。我们没有举办婚礼，也许办了婚礼后，我才多少会有点已婚的感觉。我没有孩子，而且我觉得幸好自己没有孩子。也许这一辈子都不会有人理我，我将会在孤独中结束我的一生吧。

这封信的最后一页上用大大的字写道："请务必杀死那个孩子。"

一位来自兵库县加古郡××町的母亲写信告诉我们，她有一个残疾的儿子，每天的绝望心情逼得她想要自杀，这封信的内容同样引发我们重新思考这个问题：

从结论来说，我强烈支持（唐氏儿）父母的主张。护士和记者能大言不惭地说出那种话，是因为这件事对他们将来的人生没有什么影响，他们也不会因此烦恼和痛苦。然而，现实并没有这么简单。残疾人因为被忽视、虐待和伤害而一辈子都被社会拒之门外。

正因为如此，我每天都生活在痛苦中，绝望地思考各种自杀的方法。其实我家附近就有一个不幸的人，她已经快三十岁了，却因为要照顾残疾的哥哥而无法结婚。

我一直在想，如果世上一个不开心的人都没有就好了。其实很多健全的人都是冷漠的，他们对那些不快乐的人不给予一丝理解和同情。我一生中吃了太多的苦，请大家理解那些肢体残疾的人及其家庭正在经历着的无以言表的痛苦。

还有一封来自岛根县的信，寄信人只写了自己是五十二岁的公务员，但是没有写清具体姓名和性别。同样，这封信的内容也让读者心情沉重：

无论是患有唐氏综合征的孩子还是有其他缺陷的孩子，他们将来都不会有什么用处，对这些明知他们会拖累别人、给世间平添不幸的孩子，政府显然不值得花费精力和金钱去伸出援手。等到父母与子女之间产生感情后，他们会更加痛苦。

你可以说我"无情"，但这就是我的看法。请你想想将来会发生什么。现实情况就是女人长得有一点丑就会处处碰壁；如果父母的脑子不是那么灵光，孩子也会受尽揶揄。明明知道将来会发生什么，他们自己和父母都会感到痛苦，却还要动用国家福利来拯救这些里外都不如人的孩子吗？这其中有多少牺牲是有必要的？我有一个体弱多病的弟弟，母亲去世后，八十三岁高龄的父亲仍然照顾着这个四十五岁的儿子，为他做一日三餐。这是家里所有人甚至是我这个亲兄弟都不愿意看到的样子。

这几封信让我们感受到了一边忍受着残酷现实、一边努力活下去的人们的内心，他们心里早已千疮百孔，就连这些文字都可能是一边流泪一边写下来的。他们根本没有一个人是"无情"的。身边残疾人的境遇越是悲惨，现实就越是压垮他们的心，所以他们才会发出"千万不要救那些残障儿"的呼声……

银行分行经理的弑子

在寻找这个难题答案的过程中，我们突然想起了几年前一位银行精英员工（当时四十二岁）因饿死重度智障女儿小A（当时两岁十一个月）而被捕的案例。他被判缓刑，但就在被定罪的当天，卧轨自杀了。

据说这位杀死孩子的父亲是毕业于东京大学法学专业的银行界精英，起初有传言说他故意不给孩子吃东西，想要饿死她，此事在社会上惊起一片波澜，人们都谴责他"冷血""毫无人道""像恶魔一样可怕"……可事实究竟如何呢？

那场悲剧发生于一九七九年四月底至五月初。

讽刺的是，当时正值由宪法纪念日、儿童节等法定节日组成的黄金周假期，家家户户本该享受着节日的乐趣，而那次事件就在这种情境下发生了。

当时，小Ａ的母亲在医院待产，小Ａ的父亲独自照顾着她，然而不知为何，四月二十九日左右小Ａ开始拒绝进食。她的父亲试图喂她吃用牛奶泡过的海绵蛋糕和面包，她却拒不接受，很快，小Ａ的身体开始逐渐变得虚弱。后来，父亲看小Ａ没有力气哭闹，只能安静地睡觉，他的心态发生了微妙的变化……

在庭审记录中，有这样一段对话：

> 律师："所以被告人觉得小Ａ的生命已经走到了终点，她最终会在睡梦中离开这个世界，这一切都是上天的安排？"
> 父亲："是的。"
> 律师："你是什么时候有这种感觉的？"
> 父亲："假期结束的五日那天半夜。"

检察官继续追问那天晚上他的心理变化。

> 检察官："（被告人）为什么认为不需要叫医生？你觉得应该看着她咽下最后一口气吗？"
> 父亲："我认为这样小Ａ才能得救。"
> 检察官："你觉得她在什么情况下会得救？"
> 父亲："我觉得她只要长眠不醒，在睡梦中离开这个世界，她就会得救。我觉得长眠不醒的状态很奇怪，这种状态如果一直持续下去，她的生命就慢慢消逝了，神明一定会对小Ａ产生怜悯之心，她一定会得救的……"

那时，这位父亲刚好从总行的企划室副经理升职为一家分行的经理，假期结束后的六日那天，他本来要和前任经理交接工作。六日上午，父亲丢下熟睡的婴儿到分行上班。在大女儿去上小学的这段时间里，家里只有小Ａ一个人，她饿了一整天，身体变得越来越虚弱。这位父亲在交接完工作之后又参加了分行的欢迎会，直到晚上十一点才回家。

第二天，也就是七日那天，小Ａ的身体越来越虚弱。父亲晚上依偎在小Ａ身边读了一本内村鉴三写的《一日一生》，据他本人说，他经常在"想要寻求依靠或者感到悲伤的时候"读这本书。八日凌晨四时许，他发现小Ａ已经死亡，于是便抱着她小小的尸体含着泪迎接第二天清晨的到来。

法官："你现在对小Ａ的死有什么想法？"

父亲："考虑到小Ａ在这世上度过的那些日子，我想，对她来说最幸福的事就是自然而然、没有痛苦地结束自己的生命。每当设想她活下来之后会发生的事，我便觉得让她安然死去才是对她的救赎。"

从这位父亲的心理历程来看，他确实是从一开始就想杀了小Ａ，没有采取任何行动来救她。当小Ａ一直拒绝进食，身体越来越虚弱时，他却像看着蜡烛熄灭一样，不叫医生，也不向亲戚求助，就那么任由孩子死去。

此外，检察官还指出，他去银行上了一天班，直到深夜才回家，这也是一种毫无常识的做法。因此，最终法官认定这位父亲的内心深处确实埋藏着"杀意"。

被现代的魔法附体

法官之所以认定这位父亲对患有重疾的孩子见死不救的行为有"谋杀意图"，很可能是因为这位父亲在法庭陈述中表达了外人无法理解的意图。

五月五日深夜，也就是孩子离世前三天，这位父亲明知孩子的身体已经非常虚弱了，明知"这时候送她去看医生也没用了"，但还是在六日早晨照常去银行上班。他没有向任何人求助，只是将小A一个人留在家里……

当天他来到分行，准备参加分行经理的新旧交接仪式。

> 律师："分行经理的交接仪式上都有什么内容？"
>
> 父亲："分行经理基本上相当于银行外勤业务的指挥官，一般来说会负责几百家客户，从早到晚都要去拜访他们，时间安排得满满当当。"
>
> 检察官："你六日那天晚上十一点才回家，为什么不早点回家呢？"
>
> 父亲："交接的那天，我们从早到晚开车去拜访了几十家客户，在此期间我没法自由活动，不能中途退出。而且我身为新来的分行经理，不应该一上任就因为家人生病而让客户和同事们为我担心。我听说前辈们除非病得很严重，否则都不会告诉大家，所以我觉得自己也不得不那么做。"
>
> 检察官："你为什么不缺席晚上的欢迎会？"

父亲："聚会是那天突然决定的，分行的年轻人都在为此做准备，我如果缺席的话，就必须把家里人生病的事告诉他们，这恐怕会影响整个公司的士气。"

检察官："我觉得最关键的问题在于，对你而言，分行经理和一个重病孩子的父亲，哪一种身份更重要。难道你没有想过即便放弃工作，也要履行一位父亲的职责吗？"

对于检察官的提问，这位父亲无法作出合理的解释。

律师还问道："一直陪在病人身边不才是正常的吗？"

对此，他只是作出了这样的回答：

也许一直留在家里陪孩子才是理所应当的吧，但我可能坐不住，出门只是出于一种习惯。分行的前任经理急于交接，所以我觉得自己必须尽可能地多去拜访客户。不过现在想想，我明明可以抛开一切请假在家陪孩子，我也不知道自己究竟为什么要那么做……

在法庭的紧张气氛中，隐藏在人内心深处的真相是无法在有限的对话中轻易显露出来的。仅凭三言两语来讨论一些问题，未免太过轻率了。

但是，这位父亲明明目睹着自己残疾的孩子正孤独地站在死亡边缘，说句不好听的，他几乎是"淡然"地，"面不改色"地一心扑在银行的工作上，我们只能说他是一个被现代社会魔法附身的可怜之人。

这位父亲看着小A短暂的生命一点点消逝的时候一定感到很

可悲吧。然而即便如此，他的怜悯之情和悲伤之心——这些人类不应该抛弃的"最基本的部分"——也似乎被一阵暴风骤雨打落、吹散，让观者无不感叹当今这个冷酷运转着的时代有多么无情。

最终，本案的判决是，这位父亲被判处有期徒刑三年，缓刑五年。具体判决内容如下：

> 被告人明知小A因为营养失调而身体衰弱，如不及时接受治疗就会丧命，却仍然认为让她安然死去才是最好的结果。他犹豫再三，最终没有给孩子求医治病，因而导致了孩子的死亡。作为对孩子履行亲权的人，应该有照顾孩子、防止孩子死亡的监护义务，然而他却放任其病情恶化而不管不顾，从而导致孩子饿死，这等同于谋杀。

本案到此画上了终止符。但是我们认为，"这位父亲为何会对孩子抱有杀意"才是本案的核心问题。为了寻找这个问题的答案，我们拜访了一个人。

何谓让残障儿活下去的理念？

我们早于约定的时间到达了医院，透过那间放有很多保育箱的新生儿室的窗户，看到了穿着白大褂、戴着白帽子的A医生正和护士一起工作。他是每天都要迎接很多新生命的儿科医生，不仅如此，他还翻译了几本关于死亡的书。

我们来到 A 医生的办公室，向他讲述了那个唐氏儿徘徊在生死边缘时发生的诸多事情。

"杀死先天残疾的孩子这种想法，今后也许会越来越多吧。就连普通的孩子，也会因为考试失败等各种问题被这个世界抛弃，对背负着更沉重的包袱的残障儿来说，他们更不可能克服诸多困难了，这才是当下的难题……"

现代医疗技术的进步不仅让唐氏儿，也让其他那些在过去很难存活的残疾宝宝们有了更大的几率健康成长。在此种条件下，救活残障儿究竟会不会让他们得到幸福？抑或只是徒增人们的不幸？如何作出价值判断成了一个越来越尖锐的问题。

"这是一个很沉重的问题。如今，抚养一个残障儿绝非易事，所以我们不能一味责怪那些希望孩子死掉的父母。"

"尊重生命"这一大义凛然的口号无法在现代社会通行，是因为考虑到现实世界的复杂性，关于尊重生命的讨论往往是不彻底的。

从我们收到的残障儿家长的来信就能推断，他们一定过得不轻松。

事实上，确实有一部分人认为，如果没有残疾人给这个社会增添负担，我们的社会将变得更高效、更美好。如果遵循这种思路，就会发现培养一个残障儿确实需要莫大的勇气和对人生的领悟。

A 医生说："的确，现实中人们希望抛弃那些无用的人，但我不认同这种做法。假如大家都认为人们应该共同养育残障儿，让他们能像普通人一样过上充实的生活，甚至将这一观点普及成社会伦理，那么，无论对残障儿还是对我们这些普通人来说，我们的社会也将变得越来越宜居。

"在老人和生活困难的人越来越多的现代社会，我相信，抚养残障儿的伦理道德将成为整个社会的人文素质之基础。然而，如果整个社会都将这种伦理道德抛诸脑后，那么我们的社会将变得无可救药，成为一片废弃的荒漠。"

从这个意义上说，即便那些生来患有重度残疾的孩子看起来只是"包袱"，他们也有可能对人类社会产生重大意义。换句话说，他们就像演员一样，用自己小小的身躯扮演着重要的角色。

那位认为"这样死去，是孩子的幸福"，最终饿死孩子的父亲所持有的观点，和这种价值观相比，究竟有何不同？

在那起案件中，不知是那位父亲担任了一家大银行的分行经理，还是他有声望的缘故，法院后来陆续收到了来自银行董事长，他的高中同学、大学同学等人寄来的一千多封减刑请愿书。读完请愿书后，我却发现那些自认和那位父亲关系不错、曾经相互倾诉生活酸甜苦辣的好友中，竟没有一个人从他本人口中听说过小A。

也许对一位银行精英父亲来说，小A不仅是一个让人看了就忍不住落泪的可怜小生命，更是他极力向周围人隐瞒的耻辱。他的行为，和那种在全社会努力下把孩子养大，同时培养一个"更宜居的社会"的思想背道而驰，对那位父亲来说，他大概从来都没想过跟别人共同分担这个小生命的重量吧。最终，是他的价值观把他自己逼上了绝路，这个魔鬼般的陷阱也许就在前方等待着我们。

— 和X先生的对话 —

大量虐杀的时代和小生命

一个可以共同抚养残障儿的社会，不仅对老人，对普通人来说也可以称得上是宜居的社会。从这个意义来说，就像A医生曾说过的，残障儿乍一看似乎是社会的"包袱"，但他们在改造社会方面发挥着宝贵的作用。同时，A医生还提道："不能仅仅对残障儿的父母说'生命很重要，所以要把他们带大'，还要告诉他们，这个责任将会由全社会共同承担。只有提供了这样的后援，我们才能鼓励父母采取行动。如果大家都是'你应该把他养大，但之后怎么样可就没人管了'这种态度，最后我们的社会将变得越来越不适合人的生存。"

近来，通过孕期的羊水检查可以发现婴儿是否存在唐氏综合征等异常情况，控制残障儿出生的相关医疗技术正在不断进步。A医生一边向我们解释相关的技术，一边讲述自己的故事。

"我和我的夫人都是晚婚，她生第一胎的时候已经三十五岁了。高龄产妇很容易生出唐氏儿，我们本可以做羊水检查，但最终还是没做。我们觉得即便孩子天生残疾也一定要把他照顾好。如果全社会都认为残障儿一无是处，那么，那些没有取得什么成绩的普通孩子也同样会被认为是没用的人。我不想生活在这样的世界里。"

并非A的职业是医生，他才这样说，我们从A医生的讲述中可以看出，他在生活中也是一个直面自己内心真实想法的人。

听着A医生的故事，不知不觉天色已经暗下来了，办公室附近悄然无声。他时不时地陷入沉思，然后是一阵久久的沉默。这时A医生突然开口说："人这种动物，有时候为了拯救一个小生命不惜拼尽全力，然而在同一时代，同样的人竟还在制造能够一瞬间将大量生命化为灰烬的灭绝性核武器，并用这些武器相互威胁。在我看来，做出这两种行为的人并非本质不同的两种人。并不是说要保住孩子的人是神，而另一种人就是魔鬼，他们的本质归根到底是一样的，这才是让我感到最可怕的地方。如今，我们身处一个如此混乱的时代，但我认为，人类就算看到一个没救的残障儿也要拼尽全力让他活下去、抚养他长大成人，只要这种行为还在延续，那就说明我们还有一线生机。人类还是有救的，这就是我的看法。"

在拜访A医生后的几天，我们见到了一位大学教授，他的专业是经济学。

"要想知道一个社会的好坏，看这个社会里的残疾人受到了怎样的对待就足够了。"这位教授如是说道。他的观点和A医生不谋而合。

"如果残疾人和老年人在这个社会上不被视为障碍，他们不光受到保护，还能最大限度地发挥自己的潜能，参与各种社会事务——如果一个社会能保证这种状态，那就称得上是一个优质的社会了。日本明明还不至于穷到没能力建立起富有人性的社会啊。"

实际上这位教授也是一个残障儿的父亲。我想让他结合自己的亲身经历，谈谈对唐氏儿生死问题的看法。

教授说："想想那些在恶劣条件下难以脱身，还要与残障儿一起生活的父母的处境，尤其是这些家庭中母亲的处境，我们就不能给这个问题轻易下结论。然而，正因为我自己的孩子是残障儿，要说我有什么深刻见解的话，那大概就是人类的潜力是无限的。"换句话说，思考生死问题时的一个关键词就是"可能性"。

"包括那些有严重残疾的孩子，所有孩子都有惊人的潜力去做好一些事情。孩子的好坏不在于他们和别人相比如何，而在于我们能把每个孩子的潜力发挥到什么程度。"

挖掘潜力——这不仅是培养残障儿的重要原则，也是培养所有孩子做人的出发点。从这个意义来说，正是因为残障儿，我们的社会中一些已经失去的东西才被重新点亮。

围绕唐氏儿的问题，我们列举了很多事实，同时也交换了想法。最后，我们和《日本世相》系列的智囊团X先生（多人代称）进行了交流。

每个人都有自己的角色

我们通过唐氏儿的生死问题窥见了现代社会的一角。让我们以此为线索，继续思考人类的生活和幸福吧——我们拜访了几位X先生，并就此展开了一番讨论。

我们见到的第一个人是一位神职人员。我们去拜访他的那天，刚好碰到一群身穿黑色孝服的人出殡后从教堂里走出来。

"人的一生中，基本上在五十岁之前过成什么样子都无所谓，但越往后越接近人生的终点，生活就变得越发沉重。前几天刚来了一位八十多岁的老妇人，她虽然和家人生活在一起，但是内心感到极其孤独、寂寞，她还问我：'可就算这样，我不是也得生活下去吗？'"

也许这位老人想要把和家人都无法倾诉的、发自内心的呐喊，说给另一位对心理问题有深刻见解的人听吧。

"一直以来，我面对这样的问题时总是不知所措，不知如何回答。毕竟我到了这把年纪还没有产出什么有价值的东西，周围的人也活得很累，我知道自己只是在给大家添麻烦，也觉得自己的存在似乎没有什么意义。"

"那你是怎么回答的呢？"

"这是神赐予的生命，所以要好好珍惜。但就算这样说，还是感觉缺了点什么。在这种情况下，我开始思索人到底扮演着什么角色。"

X 先生所说的"角色"似乎是这样的，比如：蒲公英、紫罗兰等各种花开了，这些绽放的花朵展现的不仅是花本身的美，更多的是大自然的美。同样，每个人的生命不仅是自己的生命，也是一个整体的表现，这种更大范围的整体不断通过一个人的生命体现出它的意义。X 先生是这样想的。

"卧病在床、近似于植物人的老人也好，即将死去的人也罢，即便是只活了一天的婴儿，他也肩负着代表人类整体的责任，也就是说，他有自己存在的意义。所以，只要是'活着'，就一定有其意义。"

"比如说，如果有一个孩子只活了短短一段时间就去世了，那他的生死有什么意义呢？"

"这个问题对人类来说其实难以理解，所以不好回答，不过在我们看来，哪怕只是一块躺在地上看似没有意义的石头，也肯定有它存在的意义。这种想法在我看来是一种信仰，我认为一定是神指使这个孩子来到人世间的……"

据这位 X 先生说，来找他咨询的人络绎不绝。比如，有的人的女儿在一次交通事故中脸部和身体严重烧伤，还有的人受不了沉重的心理负担而想要寻死，等等。

"有的人认为生活在这世上是一件很艰难的事。不过在我看来，即便是承受着生活重担的人，也有他活在这世上的深刻意义，如果他能把握这份苦难的真意，那么他一定能够富有活力地生存下去。"

"不过，其实连我自己也不禁觉得生活是沉重而悲哀的。"

我想，大概只有那些经过长期修行的祭司们才能达到我等凡人遥不可及的境界吧。听着这位 X 先生的话，我们越来越觉得他有些令人不可思议的地方，竟一时不知道怎么回话了。

我们又去拜访了另一位 X 先生。

他说："蜻蜓是有益的、老鼠是有害的……诸如此类，如今人们总是自作主张地评判事物的价值。所有的生物，无论是动物还是人类，其实都是功过相抵，共同生活在一起的。这才应该是事物存在的自然状态，但人类的价值观在快餐式的生活中逐渐扭曲了。"

聊天时，他突然想起了一个故事，叫《听人说话的地藏①和

---

① 亦称地藏菩萨、地藏王菩萨，佛教菩萨之一。日本人认为地藏菩萨乃旅行者、儿童的保护者，常立地藏菩萨塑像于十字路口或岔路口。

不听人说话的地藏》。这部短篇小说的作者是曾经在文坛上大放异彩的小说家宇野浩二，他借用讲故事的形式，以犀利的眼光重新审视了我们的生存方式。

孩子不是父母的私人物品

短篇小说《听人说话的地藏和不听人说话的地藏》的作者是大正、昭和时期发表了《借孩子的人》等多部小说的作家宇野浩二（于一九六一年去世）。我们在图书馆查找相关书籍时，在一九二三年出版的儿童读物《红屋子》中找到这个故事。故事的大致情节如下——

很久以前，一个村子里突然出现了一个老和尚，在村子的东边和西边各放了一尊地藏菩萨，并对村民们说："东边的地藏会满足你们的任何愿望，但西边的地藏却很少听见你们的愿望。所以，最好还是多去看看西边的地藏吧……"

话音刚落，和尚就消失了。

就像老和尚说的那样，如果向东边的地藏许愿"请治好我的病""请让我成为有钱人"等，他会一一满足大家的愿望，于是人们纷纷前往东边的地藏处。

二十年、五十年过去了，村民们都变成了富翁，他们还希望"一定要让我当这个村子里最有钱的人"，于是村里的有钱人越来越多。后来甚至还有人许愿让某人生病、让某人失明、让某人失去双腿……村民们慢慢变得越来越穷，村子里的病人也越来越多。最终，村子彻底荒芜了。

这时，那个老和尚又现身了，他说："你们只管去西边参拜那个'不听人说话的地藏'就好了。"说罢，他便消失了。西边的地藏无法为大家实现愿望，于是村民们不再抱有任何目的，只是单纯地参拜。村民们慢慢变得不再贪婪，开始辛勤劳动，最终村子又恢复成一片安居乐业的景象……

X先生说："我记得小时候读了这部作品后印象很深。当今世界似乎有一位'听人说话的地藏'，只需轻轻一按按钮，自己的欲望统统能得到满足……如果不参拜'不听人说话的地藏'，那我们恐怕会落得凄惨的下场。"

这个故事给身处现代社会的我们带来了怎样的启示呢？

"在过去那个生产力低下、物资匮乏的年代，各个国家的人都倾向于抛弃那些对生产没有直接贡献的人，但在如今这个富裕的时代，'杀死'残障儿的悲剧依然在不断上演，这充分证明了金钱和物质没有被用于支持和丰富人类的精神。物质的丰富使我们的生活更加富裕，却加速了精神的贫困。"

由于现在支持残障儿及其父母的机构和制度不够完善，所以一旦生了残障儿，父母就会感到被社会孤立，这就导致了谋杀儿童和亲子自杀等悲剧的发生。X先生强调，父母仍然根深蒂固地认为"孩子是他们的私人财产"。

"在日本，'儿童拥有独立于父母的人格，他们有权发展自己的个性，过自己的生活'这种观念还没有被广泛接受。这也是为什么有些父母认为可以完全凭借他们自己的想法来处置孩子。他们没有站在'孩子是社会的孩子，为了让孩子生存应该向社会索取福利'的立场上考虑，而是选择了按照自己的方法来处置他们。"

在这一系列的读者来信中，有人认为除了父母，任何人对唐氏儿的生死都没有发言权，如果父母想让孩子死，就应该放任他们这样做。这一观点给X先生留下了深刻的印象。

"我理解唐氏儿父母面对的残酷现实，但这并不意味着抚养唐氏儿是每个家庭各自的事情，在缓解唐氏儿父母被迫独自承担痛苦的同时，我们必须坚信人的生命归属于他本人，并将这一观点贯彻到底。如果不这样做的话，最终人们也会觉得患有老年痴呆症的老人就应该死，我们的社会将变成一个冷酷无情的老龄化社会。"

在相互鼓励中生活

一个唐氏儿的妈妈告诉我们，她送孩子上幼儿园的时候，有一个孩子对她说："阿姨，你为什么要送他上我们的幼儿园？他只会给我们添麻烦！"听了这话，她十分震惊。

这位母亲说："我觉得那个孩子的父母一定在家里跟他说过类似的话，这么小的孩子就抱有如此强烈的偏见，真是一件可怕的事。"甚至还有缺乏常识的家长告诉孩子："不要和唐氏儿手拉手，这种病会传染的。"很多残障儿和他们的父母不断遭受着来自周围的偏见和蔑视，那些冷眼像一支支冷箭一样不断向他们射来，让他们饱受煎熬。

基于这样的社会现实，X先生继续开口讲道：

随着医学的发展，弱者的生命得到拯救，残障儿的数量也将不断增加。我们的社会将不可避免地变成一个健康儿童和残障儿共同生活的社会。然而，现实又是如何呢？从婴儿时期开始，那些健康的孩子就被送上了成为人生赢家的道路，他们在成长过程中甚至意识不到残障儿的存在。

这样一来，所谓健康的人就会产生"那些人和我们不一样，他们是有缺陷的、特殊的人"的感觉。他们并没有与残疾人共同生活的想法，而是从一开始就认为残疾人只能带来麻烦。

然而，残障儿并不是特殊人群。就像有的人强壮，有的人弱小一样，健康儿童中存在着千差万别的个体，残障儿只不过是众多差异中的一个而已。换句话说，他们也是"普通的孩子"。

如果我们都认为"孩子就应该是正常的"，将健康孩子的标准形象作为尺度来衡量他人，那么，不符合这个形象的孩子就会被认为低人一等，并且大家也会害怕变得和他一样。久而久之，这些孩子会呈现出一种负面的形象，人们也会慢慢对他们敬而远之。

然而，如果健康的孩子从婴儿时期就有更多机会与残障儿相处呢？他们将明白世界上总有一些人不能轻松地折纸、爬树；他们也不会因为那些孩子长着不一样的面孔和缺失四肢而感到奇怪。大家会自然而然地一起扶持残障儿，与他们共同生活。

说罢，X先生继续聚焦于本系列报道中出现过的残障儿的父母。

他说："一个残障儿的成长过程是普通人难以想象的，父母一定很不容易，母亲也一定哭过很多次，父母在认真养育孩子的同时，也会得到孩子的鼓励和爱。在孩子的成长中获得乐趣，一家人才能和睦地生活在一起。"

X先生认为全社会应该更加支持这样的生活方式。

"那些家庭应该珍惜人与人之间的关系，珍惜'活着'的感觉，并不断延续和扩大这种意识，让它成为整个社会的一部分。这样的话，无论是多么弱小的个体，也可以体会到被重视的感觉，人们相互鼓励，共同度过这个艰难的时代。难道我们不应该创造这样一个富有人情味的世界吗？"

昨天晚上，在结束这个系列之前，我们又去了那个唐氏儿所在的医院。

她接受静脉注射已经一百天了，小小的身躯燃烧着生命之火，正拼尽全力地活下来。但是根据医生的诊断，她的生存希望仍然渺茫。

外面天气很冷。在漆黑的夜空中，我看到了儿科病房的一盏摇曳的灯。小生命很快就会消失在夜空中了。我们继续思考唐氏儿究竟想要用她短暂的生命向我们传达什么，我们一直探索这个问题，直到它的最深处——

Ⅱ

孩子的遗产

那个唐氏儿在父母拒绝接受治疗的情况下仍挣扎求生，可没过多久便不幸去世了。

一条脆弱的生命，仿佛一个小小的影子，在世间转瞬即逝。

她的生与死，让我们了解到，原来生活在这个时代的残障儿处处碰壁，她带领我们洞察了隐藏在时代最深处的黑暗。

但另一方面，那个孩子似乎给我们留下了一把钥匙，引导我们探寻养育一个残障儿的深层意义。

如果我们能理解其中的深意，便是继承了孩子留下来的宝贵遗产……

— 涟漪 —

是什么构成了我们意识的底色?

《为了生命闪耀之日》以纪实文学的形式，用现在进行时的语气讲述了一个对所有人来说都是严肃且紧迫的问题——是否应该救活一个在出生时就患有唐氏综合征的婴儿。该系列报道刚开始在报纸上连载，就引发了全国读者的热烈讨论。

直到连载结束，我们一共收到了一百多封来信。也许是因为主人公是个婴儿，来信者绝大多数都是女性，年纪最小的有十二岁的小学六年级学生，年纪最大的则有七十二岁的老奶奶，读者的年龄层分布极为广泛。此外，来信的读者大约有一半的人家里有残障儿或残疾人，还有的读者本身就是残疾人。

让我们看看来信中都有什么内容吧。

在连载刊登后的一段时间里，我收到了不少来自目前正在抚养残障儿的妈妈们的来信，信的内容大同小异，大概都是"请尽快给那个唐氏儿做手术，救救她吧"。其中还有我们在第一部分中介绍的，有的人甚至发起了拯救婴儿的请愿活动，征集群众的签名以盼父母改变主意。

然而，情况开始发生变化。我们接二连三地收到类似内容的信件和电话："残障儿将来永远都不会幸福，应该趁现在让他死掉"；"除了孩子的父母，外人不应该插手这件事。既然父母不想管孩子，就应该让他们这么做"；"除非医生、护士或记者将来准备自己养育那个唐氏儿，否则他们没有必要多管闲事"……

诸如此类"赞成让残障儿死掉"的信件从整体数量来看只占20%多一点，但信中的内容绝对不容忽视。

对一个残疾人来说，活在这世上绝非易事。如今，即便是那些所谓的健康人，要过上游刃有余的生活也不那么简单，不亲身体验残疾人的生活，一定无法感受他们的难处。

社会保障方面的资金匮乏导致了日益严酷的社会现实，因而造成了这种局面。

尤其是那些本来就有残疾，却"赞成让天生残疾的婴儿死去"的人，他们一定曾经历过难以言喻的痛苦生活。

但即便如此，为什么很多人会认为"还是让孩子死了比较好"呢？每当打开信封看到类似的内容，我就觉得脊背发凉。

他们的意见到底由何而来？也许在我们的社会中，一种试图抹杀残疾人价值的体系正像癌细胞一样偷偷增殖——我在阅读这些信件时，甚至产生了这样的想法。

我刚开始着手写这些系列报道的时候，那个唐氏儿才出生不久，她待在保育箱里，拼尽全力想要活下去。那时，我完全没想到后来读者们的反应竟然是"报社记者不应该多管闲事"，"除了孩子的父母，外人不应该插手"。当面对"让残障儿死掉也没问题"的观点时，我的脑海中并没有一个清晰的想法，完全不知道该如何应对。

说实话，如果我有一个残障儿，我也不知道自己是否愿意承担所有艰辛去养育这个生命。但如果我必须要把他养大，那是出于什么原因？是何种人生观和价值观支撑着我的决定？关于这些问题，我还没有得出一个明确的答案。

在这一系列报道的后半程，我在读者来信的启发下，陆陆续续采访了一些人。在采访的过程中，我也逐渐看清了问题的本质，于是在书里记录了我的所见所感。

那个唐氏儿去世后，这些系列报道也就告一段落了。但是，她的生死所带来的思考其实有着更深的意味，我认为在本书的第一部分还没有对此进行全面的探讨。一般来说，每当写完一篇报刊连载的文章时，都会有一种成就感和满足感，但不知为什么，完成本系列报道后，我却觉得自己久久不能摆脱这种思考。

以这种思考为线索，我不断向前摸索，这就是本书第二部分的内容。

救命祈愿的声音

在第二部分的开头，我想介绍一些读者来信，请他们扮演提问者的角色。

随着连载报道中那个唐氏儿情况的不断变化，读者来信的内容也跟着发生了一些变化。

起初，读者们还担心宝宝的生命之光马上就要熄灭，几乎所有人都在心急地向我们呼吁"快点救救她"。收到读者们陆陆续续寄来的信件后，令我意外的是，似乎有很多少男少女正在阅读这个系列，读者中甚至还有小学生。他们读后会产生怎样的想法，不禁让我这个作者感到几分紧张。下面给大家介绍的第一封信来自一个六年级女生：

为什么那个唐氏儿就不能活下去了？明明是已经出生的婴儿，可以随便杀死吗？这是为什么？

我实在是不理解，也不想理解。每个人都只有一条命，不是吗？那么小一个婴儿得了唐氏综合征，为什么必须要让她死呢？

我认为，所有从母亲肚子里长大出生的孩子都是平等的。如果杀了他们，他们的父母一定会痛苦一辈子。杀死一个弱小婴儿的人怎么能得到快乐呢？我想，那个唐氏儿的父母之所以不知所措，其实是因为我们大家对残疾人的歧视。

我知道，把一个唐氏儿养大需要花很多钱。但即便这样，也请大家尽力而为，鼓起勇气把她养大！请思考一下杀人有多么可怕！如果父母要"杀死"她，那么为什么要把她生出来呢？为什么要把自己的内心封闭起来，不倾听外界的声音呢？请不要再做这样的事了。

麻烦来一个人告诉他们这种做法是可悲的、可笑的，孩子明明没有犯任何错……

宝宝太可怜了。父母好不容易生了她，现在却又要"杀"了她，这让我无法理解，太过分了！很抱歉，这是我唯一能为那个宝宝做的事情。抱歉！

——神户市西区·小学六年级·女生·十二岁

还有一位母亲，他们家上初一的独生子也是生来便患有唐氏综合征，作为同样曾经试图结束孩子生命的人，她特地用快递寄来了一封信。这封信代表了一个典型的残障儿家长的意见：

作为一个唐氏儿的家长，我希望你们一定要知道这些事。

我相信，每一对残障儿父母在抚养孩子的过程中，都会反复经历同样的情感挣扎，我们家也是一样。从孩子刚出生一个月发现他是唐氏儿的那天起，我们的生活就被彻底改变了。当时我不断地问自己："为什么？为什么偏偏是我们？"我甚至想带着这个孩子一起去那个世界……我想每对生了唐氏儿的父母都有过相同的经历。

但我没有那样做，因为每当盯着这个孩子天真可爱的眼睛时，我就会发现，认为自己可怜这种想法是多么自私。一条生命的重量并不能被轻易抹去。人的一生中充满了许多大大小小的考验。如果这就是上天给我们安排的人生，那么，我们要做的不就是战胜那些困难吗？

我们家的唐氏儿正在上初一，他精力旺盛，仿佛是家人的守护神。我们家每个人的心都凝聚在他身上，他就像小太阳一样。

虽然他现在顺利长大成人了，但我们也曾经遇到过很多危机。

在他一岁半的那年，有一次，我听到他用无力的声音哭着。本该安静地躺在双层床上熟睡的他不知为何，把头卡在了床和墙壁那个只有十厘米的缝隙之间，我当时就像被什么东西附身了一样，脑海里浮现了一个可怕的念头——如果就这样放着不管的话……但下一秒，我马上拍了拍自己的脑袋，把孩子抱起来后大声地哭了出来。

五岁那年，他得了严重的感冒，嗓子堵住了，喘不过气来。我们只好让他用氧气罩呼吸了三天三夜。就在他的小手上打着吊瓶，我在一旁陪伴的时候，我心中又萌生了可怕的念想——如果我把这个氧气罩摘掉的话……

但我就是做不到，因为我感觉孩子正用他纯洁的双眼盯着我说："妈妈，我想活下去，我想活下去。"那神奇的一瞬间只有不到一秒钟，但我从未如此深刻地感受过生命的重量。

什么是幸福，什么是不幸？从一般人的角度来看，我们可能是非常辛苦、不幸的一家人。然而，在把自己的孩子养大成人之后，我想说事实并非如此。

当你作为一个人出生在这世上时，无论是否有残疾，你都必须在一生中充分发挥自己的潜能。如果是残障儿的话，只要他还活在这世上，周围的人和他的家人就一定要最大限度地帮他发挥潜力。

当我写下这封信并等信件寄到的时候，宝宝的病情可能正在分分秒秒地发生着变化，对此，我感到十分难过。我衷心希望她的父母能为她顺利实施手术。

请原谅我的语无伦次。我将一直在远方祈祷宝宝能平安长大，我也希望她的父母能改变主意……

另外一位母亲，当他们家发现生下来的儿子是残障儿的时候，她的丈夫便从此下落不明了。她在来信中这样写道：

　　我一直在读您的连载。每次我的胸口就像被勒住了一样，只能默默地祈祷着宝宝的健康，并希望她的父母能改变想法……

　　我刚开始被诊断为不孕，但五年后怀上了第一个孩子。我儿子出生后就被发现患有唐氏综合征。当时，我甚至不知道世界上还有得了这种病的孩子。

　　儿子六个月大的时候，被正式确诊为唐氏综合征。确诊后第一个月，我们一家人受到了很大的打击，我的丈夫消失了，于是我便开始独自一人边工作边抚养孩子。

　　我反复告诉自己，作为父母不要担心世人对孩子的看法，但我发现自己实在无能为力。我每天似乎都在重复着同样的心理斗争，当时我们住在公寓里，最痛苦的就是去公共浴室。有几次，甚至有人当着我的面说"怎么把你的白痴儿子带来了"，我当时真想大哭一场。

　　从小我的身边有很多佣人，没有遇到过什么困难，我曾经觉得什么事情都应该如我所愿，可是随着孩子的出生，我的人生一下跌到了谷底，直到现在已经过去二十多年了。

　　当时我就在想，我到底能不能等到风平浪静的那一天，但到了现在，我只觉得当时经历的苦难改变了我的人生，所以我很感谢儿子。幸运的是，我儿子的性格非常开朗，现在他就像其他孩子一样，喜欢园艺和运动，他对我来说是独一无二的孩子。他父亲虽然还健在，但他却和他素未谋面。女人是弱者，但母亲是强者。

　　每当我有感冒症状的时候，儿子就会担心我，轻轻地给我盖上被子，有时甚至还泪流满面。以后我也将和儿子两个人继续快乐地生活。

——鹿儿岛县·职业和年龄不详

记者太天真了

当连载进行到一半的时候，逐渐开始有人在来信中表达赞成放任孩子死去的意见。其中，比较有代表性的是本系列中介绍的一位来自广岛县的五十八岁家庭主妇的来信。从那之后，接连不断地有表达支持和反对意见的信件寄来。还有一封信来自一位家里有三个健康孩子的年轻妈妈，她的孩子分别是六岁、四岁和两岁，她在信里明确表示自己反对给唐氏儿做手术。一个正在育儿的女性竟然作出这种反应，这让我非常不解，也引发了我的思索。

　　我从一开始就饶有兴趣地读了您的文章。在我看来，护士也未免太爱管闲事，您一开始也有些多管闲事，不过后来慢慢变好了一些。我不知道您多大年纪，有没有孩子，但我猜测您应该是没有孩子的。

　　我是三个男孩的母亲，我的儿子分别是六岁、四岁和两岁，他们都是正常的孩子。但是我舅舅因病变成了智障，他们家真的过得很艰难。舅舅娶的妻子也是智障，他们生了一个孩子后离婚了，孩子也是智障。我舅舅和他妻子情投意合，但我奶奶不喜欢她的儿媳妇，所以一直逼着她回老家。过了一段时间，我爷爷病倒了，卧床不起，据说他在医院里就连放坏了的香肠也抓起来就吃。如果将来我奶奶去世了，谁来照顾我爷爷、舅舅和他们的孩子呢？

在我奶奶看来，越是弱智的孩子就越是可爱。但是，我舅舅曾经差点被骗走了自家土地，我妈妈年轻时相亲经常被拒绝，我也曾有过提亲前对方不知为何突然消失了的经历，后来才知道是因为我们家的亲戚里有智障。

我母亲的另一个弟弟也因此婚姻不顺，最终离婚了。我想，如果弱智的舅舅死了，弱智的孩子就不会出生，我的奶奶也就能安享晚年了……

我妈妈最近不喜欢舅舅来我家。他现在年纪大了，性格越来越顽固，耳朵不好使，所以说话的时候经常声音很大，总是给邻居们添麻烦。我结婚的时候，奶奶因为坚持让智障舅舅出席而和爷爷大吵一架。

我还记得您写的那篇关于银行精英的文章。我很支持他的做法。但他最终还是选择了自杀吧？我认为那都是媒体的错，媒体为了制造新闻，写了太多煽情的内容。这是笔尖的暴力。如果这件事没有被报道的话，他可能就不会自杀，而是过上幸福的生活了，所以我真的很同情他。杀死一个人固然是作恶，但如果唐氏儿会自然死亡的话，为什么还要对他们的手术指手画脚呢？猫生了小崽以后，如果发现有心脏不好的或者不健康的，也不会给它们喂奶啊……

在我上大专的时候，有兼职的医生给我们代一门叫"育儿护理"的课，有位医生告诉我们，他以前有一个孩子是超早产儿，从孩子出生起，他就一直担心他是否正常。还有一位年轻的单身医生，特别强调了自己对生命的敬意，我还记得他说愿意生下有缺陷的孩子。

　　我想请问，如果那位护士（真的生了一个残障儿之后）把孩子养大以后又生了一个正常孩子的话，她会怎么办呢？现在，她由于家里孩子还不多所以没考虑这个问题，但考虑到将来她结婚可能会遇到困难，一定会面临很多棘手的问题。

　　这封信是我在三个孩子和丈夫睡觉的时候写的。我还有很多话没说完。但总的来说，这是一篇非常好的连载文章。请继续加油。如果我也是一名年轻的护士，那我的想法可能和连载的主旨一样。但随着年龄的增长，大家会越来越考虑别人的想法。

　　　　　　　　　　　　——岐阜县·家庭主妇·三十一岁

　　在这些写信赞成对宝宝见死不救的人里面，有些人很出乎我的意料，他们把这一系列文章当成了"救援运动"。

　　接下来我要介绍的这位六十二岁的老太太便是其中之一，她坦率地表达了对写下这一系列连载记者的强烈反感。

　　作者在文中把拯救唐氏儿的问题看作一个很大的社会问题，从一开始我对此就心存疑虑。

　　日本即将成为一个老龄化国家，经济也正走向死胡同。如果我们想要得到真正的幸福，就应该努力给这个社会制造能作出贡献的年轻人。难道会有人指责这种做法不尊重人的生命吗？

　　从刚开始读这篇文章起，我就对文中不知生活疾苦、只会发出幼稚感叹的年轻护士和记者产生了强烈的反感。

这个时代连四肢健全的人都生活得很艰难，就算外人不负责任地大闹一场，救了那个残障儿的命，我也绝不相信重度残疾的人今后能带着真挚的幸福感和感恩之心去生活，他甚至有可能记恨那些救了他的人。而且，孩子家人的艰辛一定是无法想象的。如果孩子的父母身体有什么问题，你们是否能够照顾这个孩子一辈子？如果你们无视这些重大责任，只是表面上喊着要救孩子的命、声势浩大地搞运动的话，那一定是不尽如人意的。你们做得还远远不够。

最后，我想重申，我完全同意本系列广岛县五十八岁反对者的想法。

——大分市·无业·女性·六十二岁

这封信的主人表示支持本系列中提到的那位来自广岛的五十八岁家庭主妇的主张。下面这封信也持相同的意见，信的作者毫不留情地批评记者太天真，只会做表面功夫：

我是个外人，身边没有重度残疾的人，所以只能从客观角度思考这个问题。我认为记者太天真了，只会做表面功夫。我非常同意广岛五十八岁家庭主妇提到的"我们可以照顾老人，但最好设一个限度"的意见。生老病死本来就是迟早的事，如果他们本人不想去医院，而家人却坚持要求送去医院并让他们死在那里的话，我认为不仅会使老人感到孤独，同时也会造成医疗资源的浪费。

更不用提那些一生下来就被诊断为残疾的婴儿了。父母亲明明不想让孩子活下来，周围的人又何必说三道四呢？这个家庭今后会长期处于苦难之中，同时也会给国家（在医疗和福利方面）造成很大的损失。也许有人觉得这种做法很残忍，但我希望能干脆地舍弃他们，把医疗资源用在那些有用的人身上。我今年四十岁，患有听觉障碍。我知道如果做手术的话听力会有所改善，但出于金钱原因一直左右为难。对于我们这些每天都过着节衣缩食生活的人来说，高昂的医疗费给我们的生活带来了不便。残疾人就算一动不动，也可以好好地活下去，然而健全的人为了养活这些人必须日夜奔波。我觉得在活不长的人身上花钱是一种浪费。

——大分县·职业、性别不明·四十岁

此外，在给我们写信的读者中，年纪最大的是一位七十二岁的老太太，她也在信中批评了我们的主张：

这个系列我已经读了很久了。我没有残疾的孩子，但我身边的人有。那个孩子的母亲说，她曾几度想要背着孩子跳进山里的池塘。在丈夫家，她总是受到婆婆的孤立，所以只能把孩子放在老家让年迈的父母照顾，而自己则出去工作，她的父母也渐渐开始不堪重负。孩子年迈的外公总是对孩子说："外公死的时候，你也跟着一起死吧。"

在迄今为止的连载里，无论是护士、记者还是律师，你们都没想过如果唐氏儿是自己的孩子，你们会怎么办。明明没想过，可你们还是一直批评孩子的父母。

拜访来信作者

残障儿不应该出生在这世上。我不是说残疾人不应该结婚、生育，而是说有很大几率生出残障儿的人不应该生育。

——有的来信从字里行间都透露着冷酷与无情。其中有一封信是用三张横版的稿纸写的，字迹没有一处停顿，看得出来是在很短的时间内写完的，从名字来看，来信者是位女性。当我读完这封信后，我决定去见见这位住在神户的人。

我从神户的三宫站乘坐开往须磨公园的私营铁路电车，坐了大约二十分钟，在一个小站下车了。冬日的太阳早已落山，天已经黑了。现在是晚饭时间，对于初次见面来说应该称不上是一个好时机。于是，我决定去站前的咖啡店打发一下时间。我一边喝着咖啡，一边重读了那封信：

到了年末，大街小巷都是一片繁忙的景象，我也正忙着给家里做年夜饭。可是忙归忙，我实在忍不住拿起笔写下这封信。我什么都没想，抓起笔就开始写，所以还请您原谅我的胡言乱语。

我认为基本上应该避免所有残障儿的出生，因为这是关乎孩子和周围的所有人的事。

还记得当年那个因服用沙利度胺①，一出生就畸形的辻典子吗？她已结婚生子。我听到这个消息后只觉得很反感。我不是说残疾人不应该结婚生子，我只是觉得大众媒体过于美化了这则新闻。和健康人相比，残疾人生出残障儿的风险难道不是更高吗？如果辻女士生了残疾的孩子，会有什么后果呢？正因为她生子的新闻，让很多残疾人都认为自己也能生孩子，这不是一件很可怕的事吗？

信上写了她的名字和地址，但没有写年龄和职业。从她写的"忙着做年夜饭"可以推断她也许是一位幸福家庭的主妇，但她到底有多大呢？从信中内容大概可以推断她是位没有孩子的中老年女性，我不禁开始胡思乱想。这封信非常长，后面的内容大致可以概括如下：

听说在怀孕五个月左右的时候可以通过羊水检查来发现胎儿畸形，以后我们可以全面实行这种检查吗？现在怀孕，妇产科可以打针来预防流产，但这种行为难道不是救了本该流产的孩子，从而导致残障儿的出生吗？我认为只要有可能生出残障儿的人都不应该生育。在这个生活如此艰难、国家福利如此不可靠的时代，仅仅为了自己"想生"就生，会有什么后果呢？即便不是这样，日本也正逐步成为老龄化大

---

① 二十世纪六十年代，沙利度胺曾作为催眠、镇静药物在全世界四十多个国家销售。后经研究验证，孕妇在孕期服用此药物会导致婴儿手足、面部畸形。辻典子是受到该药物影响的患者之一。

国，所以改善社会福利是非常有必要的。

我寻着门牌号，在黑暗的街道上慢慢摸索。好冷啊。

这个小镇是一个刚开发不久的住宅区。从排着一幢幢商用住宅的主干道拐到小巷后，有一栋非常大的公寓楼。我以一楼邮筒上的文字为线索，找到了一个和写信人同姓的男性的名字。

我按了一下门铃。没过多久，一个年轻女子把门打开，从一条缝中探出头来。

"啊，是那封信的事啊。我已经记不清信里具体写了什么了，不过我就是作者，寄信的时候大概是……"

她一边说着一边给我打开门。一个看起来刚学会走路的男孩紧紧地抱着她。后来问了才知道，她才二十多岁，已经是两个孩子的母亲了，每天忙于照顾孩子。房间的玄关处还放着高尔夫和滑雪的装备。

"我们家是工薪家庭，去年刚从东京调来这里工作。我结婚之前也一直在东京工作。"

她看起来就像一个来自普通工薪家庭的幸福的年轻妈妈。我实在想不出，她为什么会写那样一封信。

"在我们调过来之前，附近有一户人家兄弟两人都是残障儿。看到他们的时候我常常想，既然第一个孩子都这样了，为什么还要生第二个孩子呢？母亲不一定要冒着危险去生孩子，二人世界明明可以过得很幸福啊……我的小姑子体弱多病，但偏偏怀了个孩子，也许是出于女性的逞强心理，她还是坚持像其他普通女人一样要把孩子生下来。可就算她生了孩子，到头来还是没办法自己照顾他……如果只是为了生孩子的话，明明连猫狗都能做到，为什么还要逞强呢？像她这种情况，最终还不是要靠父母和身边的人来照顾孩子吗？假如是我的话，因为母亲早已不在人世，所以就算生了病，哪怕爬着也要自己照顾孩子。

"以前那些被自然淘汰的孩子现在都能活下来了，所以不正常的孩子才那么多。虽然这样说对残疾人有些不礼貌，但如果两个残疾人结婚生子，他们的孩子不又是残障儿吗？我不觉得人生只有结婚这一种选择……您说我吗？我以前对结婚没抱任何幻想，正因为没有期待，所以觉得现在的生活和我想象的一样，呵呵……您说我的丈夫？他当然知道我性格冷漠，但他总是告诉我，我以后会慢慢改变的，可我……"

听了她的话，我开始怀疑这位幸福的年轻母亲心中是否藏了些表面看不出的苦涩，但她和蔼、开朗的表情自始至终都没有改变。

来自绝望的深渊

在这封信之前已经有相当多的残障儿母亲给我们来信，讲述自己养育孩子的痛苦经历，她们都是呼吁让孩子活下去。然而有一位有着同样的养育残障儿经历的母亲，却在信里陈述了完全相反的意见。

在信中，她直言不讳地写下了跟她一样的母亲们的真实感受，并强调理想与现实之间的巨大差距：

作为残障儿的母亲，我每天都如饥似渴地阅读这些文章。我将一直关注不同立场人们的想法和行动。

请您听听下面这段对话。我希望这些内容能对你有所帮助。这是来自盛冈市的自闭症儿童的母亲们某天的对话记录。

S："T，你有没有想过让自己的孩子死掉？我几乎每天都盼着我的孩子能死于交通事故。当他们放学回家说'我回来了'的时候，我就会非常失望。"

T："我虽然不希望我家小A死掉，但我常常希望没有生过她。如果我们只生了前两个孩子的话，就不会活得这么辛苦了。我们贪得无厌地要了第三个孩子，于是上帝便给了我们一个残障儿作为代价。一想到我死后孩子无人照顾，我就觉得自己还不能死。"

N："如果小M（残障儿）的姐姐因为付出了太多而导致她将来不能如愿结婚的话，那就太可怜了。我希望等到她高中毕业后赶紧把她送到美国或者欧洲，让她和那边的人组成家庭。"

M："我儿子很聪明，但由于姐姐是残疾人，他总是被邻居和学校的朋友唤作傻瓜的弟弟，大家仿佛看弱智一样看着他，所以我把他送到国外上学了。"

Y："就因为我们家有小B（残障儿），我的丈夫和弟弟为此作出了很多牺牲。如果以后再这样下去的话，我家会变得一团糟。所以我现在正考虑把他送去福利院。"

从表面上看（大众媒体、学校等），人们往往会为残障儿说尽好话，但现实中他们却不得不生活在歧视、轻蔑、比较和辱骂之中。尤其是学校的老师们竟然会说一些歧视用语，训斥他们，这些实在令我震惊。

如果考虑到他们的未来，比起那些轻度肢体残疾和智力低下的儿童，患有自闭症以及中重度智力低下的儿童，他们的前途简直是一片黑暗。对于自闭症患儿，目前还没有既定的教育政策，教育局指导处的负责人让各学校自行决定。另一方面，学校老师受残障儿家长委托，让残障儿（作为人质）接受教育，但对于家长们的烦恼、顾虑、抱怨、要求等几乎不管不顾（原因是对残障儿的教育缺乏信心，没有事前学习）。

无论我们多么大声呼吁残障儿应该得到人格上的尊重，理想与现实的差距远比我们想象的要大得多！

如果我从孩子还在肚子里的时候起，或者从他出生的那一刻起就知道他是个残障儿，我会立即采取相应的行动。如果不是残障儿的父母，外人是不可能理解我们的痛苦的。为了他们，还是不要让他们出生在这个残酷的世界上为好，这是我的真心话！

现在，报纸上刊登了很多关于残疾人的宣传文章，我希望能借此机会增进一般民众的理解和关心，也希望大家能关注残障儿的教育问题。非常感谢。

——岩手县盛冈市·一个自闭症孩子的母亲·年龄不详

第一章中我们曾介绍一封残疾人的来信，他在信中痛陈"希望'杀死'残障儿"。后来又有一个二十一岁的少女给我们寄来一封信，这个年纪本应该是人生中最快乐的、为梦想而努力的时期，但她的来信却是如此消极。她在信中写道："我虽算不上是个残疾人，但我走在大街上，人们都会回头看我。"从信的内容来看，她应该是个上班族，她认为在残障儿年幼的时候死去才是真正的幸福：

> 我几乎每天都会读您的文章，但是那一天的内容勾起了我的特别兴趣。

> 我虽然身有残疾，但称不上是一个残疾人（具体的情况我就不说了）。当我走在大街上的时候，人们都会回头看我。随着年龄的增长，我从许许多多人的反应里了解到我自己的不正常，这让我非常痛苦。每一次，我都觉得自己的性格变得更加扭曲、畏缩和胆小。

> 我是女生。今年只有二十一岁。我想和朋友们一起聊天，想和他们一起玩耍，有时想和他们一起旅行，而且还想交个男朋友。但随着年纪增长，我们对这个世界了解得越来越多，我的朋友也接连离我而去。也许是因为他们不想和我有任何联系，不想被别人认为我们是熟人。这话说起来很伤感，但那种担心和悲伤的感觉不知不觉消失了。

> 人们，甚至是我的朋友们，他们非但不关心我，反而用好奇的眼光看我、取笑我，做一些会让我难堪的事。似乎一直以来都是如此。作为一个给社会添麻烦的人，我就这样活了这么多年。

> 这一系列连载讲的都是孩子的事，但在我看来，这些孩子如果在婴儿时期——当然越早越好——就被允许放弃的话，父母还是放弃他们比较幸福。这不仅是因为让孩子活下去和养育他的过程必将面临艰辛，还因为正如前文所写的，

不仅现在没有"任何共识或道德伦理可以让残障儿过上完整的生活",将来也不会有。

虽说现在了解残障儿、残疾人的人越来越多,但这只是形式上的,说这种话的人心里大概觉得这样的残疾放到自己身上可就麻烦了。他们可以假装理解,那是因为这只是别人的事。

文中说父亲饿死了残疾的孩子是因为他带有恶意,不过我认为,孩子本身对父亲来说也是个麻烦。据说法院还收到了很多呼吁给父亲减刑的请愿书,我觉得这些材料并非表明了父亲人品端正,而是因为大家都认为有一个残疾的孩子是可耻的,他们觉得放任孩子死去是难免的,甚至有人觉得是理所当然的。这才是减刑请愿书背后的意义。

克服残疾、坚强地生活下去是不可能的。正因为他们不能死也不能杀,所以才只得忍受大众好奇的目光并放弃反抗。这难道不才是他们真正的心情吗?

这个社会不允许我死。因为没有办法不给任何人添麻烦就一个人安静地死去啊……

我只是把自己的想法写成了文字,文章可能有些语无伦次,有些难懂,还请您原谅。

——鸟取县·公司职员·二十一岁

下面这封信中,作者坦白了自己痛苦的心境——虽然已经下定决心和残疾孩子一起生活,但她的内心却不断动摇。她说:"对于那些正打算踏入地狱的人,别人是不能妄加评论的。"

　　我的孩子患有小头症。虽然我们现在已经开始过上幸福的生活了，但我还是怀疑，上帝把这个孩子带到人间真是他的本愿吗？我们通过药物和最新的医疗技术把孩子从死神手里拯救出来，却让他陷入泥沼一般的生活。

　　为了救孩子、让他接受治疗，我们不得不放弃上了节育环后还是怀上的孩子。治疗是一场从早到晚的艰苦战斗，而唐氏综合征尤其让人绝望。问问那些真正抚养残障儿的人就知道了，说是一场血战都不为过。

　　孩子们都很可爱。但这话只有将孩子养大成人的人才能说，外人是绝不能对一个即将体验地狱模式的人说出这种话的。

　　现在如果主张"保命治疗"的话，请不要只把救命作为目的，而应该全面支持孩子的生活，让他们过上幸福的日子。如果在把孩子救活之后，他变成了植物人，我们真的可以高兴地说自己救了一条命吗？

　　最近，我的朋友中有很多人都生了有轻度或重度残疾的儿童。一问才知道，原来孩子们要么先天带着辅助装置，要么是植物人状态，有些人被强行救治后活到了两三岁，可到了五六岁的时候就又开始不对劲了……父母要经历多少痛苦的时光，才能和孩子一起生活呢？

　　此外，他们还必须面对周围人的厌恶和行政救助力度的不足（各方支持必须一直提供到孩子出现症状之前。如果在孩子症状加重之前没有得到经济支持，父母根本无法照顾他，也不能让他接受充分的治疗，最终会导致孩子的情况不断恶化，以至于再也治不好）。我认为父母想让孩子死，正是出于他们对孩子的爱。

我可能一辈子都要在福利院里陪孩子，我会尽量无视那些难过与痛苦的心情。作为家长，我希望尽全力帮助孩子。但越是残疾的孩子，就越是受到一种自然法则的指引，将他们引向死亡。为了救一个不会呼吸的孩子，我甚至给他做了按摩和人工呼吸。

孩子们确实很可爱，但这样下去真的可以吗？即便决定和孩子一起生活，我心中的这种感觉也永不会消失。

再说，如果一个孩子得了原本会致死、永远无法治愈或者无法拥有自我意识的疾病，我们用最新的治疗方法来帮助他，这真的是上帝愿意看到的事情吗？这只是父母的决定而已。

"保命治疗"这个词，只有在维持孩子大脑活动的情况下才能使用，而不应该只保留容器，放任里面的东西腐烂。正是为了让如同容器般的第一个孩子活下来，没生下来的第二个孩子才死去了，最新的"保命治疗"是杀死他的罪魁祸首。当然，这是我身为母亲作出的决定……也许他们（死去的孩子）才应该拥有更光明的生活。

有人可能会问，如果有父母想养一个唐氏儿，那为什么不让他们那么做呢？父母已经决定放任孩子死去，但是，这个世界却不允许他们这样做。如果这时你告诉父母不要放任他们的孩子死去，那你就替他们抚养孩子吧，给孩子最好的生活，这才是上策。这不仅是为了孩子，为了父母，也为了那些试图决定孩子一生命运的人。决定孩子命运的人应该负责把他养大。

——石川县·职业和年龄不详

孩子们的想法

《为了生命闪耀之日》在报纸上连载后，我发现从小学到初中、高中的孩子们似乎都在认真地阅读这个系列，而且还相互讨论文章的内容。有一个高中生告诉我，老师在社会课上让他们就这个问题写了一篇作文。有一个十七岁的少年在信中写道，他和大人们的想法一样，觉得"让那个婴儿就这样死去比较好"。

我还是个学生，可能还没有权利说这些，但我想坦诚地表达自己的感受。

关于要不要让唐氏儿死去的问题，我觉得还是让他们死了比较好。有人说唐氏儿也是上帝赐予的礼物，孩子明明努力地活着，为什么父母就有权利放任其死去之类的。我反复思考了这些想法是否真的正确，但最终还是不能同意这种观点。

即便唐氏儿此时可以像其他孩子一样生活，但他们的父母不可能长生不老，他们总有一天要独立，到那时候他们到底能不能在这个社会上生活下去呢？我感到怀疑。我觉得让一个如此温和、不与他人竞争的孩子接触当今社会，说得难听点，就是一种折磨。我不知道该怎么说，但如果我们在考虑到这些将来之事后，还坚持任何一个孩子都有权利活下去的话，那么人类是否压根就没有死去的权利？

现实世界中即便杀死一个植物人也是犯罪，但我想植物人不一定会怨恨那个人。同样的道理，我认为对一个长大后不可能过上完整生活的孩子来说，即便放任他死去，他也未必会怨恨父母。如果父母想要让孩子过得幸福，不管多么痛苦，他们都必须痛下决心。

——岐阜县·高二学生·十七岁

还有一位高三女生从不同的角度对"救孩子"的问题提出了质疑。她想成为一名护士，从信中能够看出，她一定认真思考过人的生死：

我是一名高三女生，现在正在备考一所护理学校。我从朋友那里听说了《为了生命闪耀之日》，并认真将它读完了。

关于文章的内容，我只想说一点。在系列采访中，有一则母亲为脑积水的婴儿织帽子的故事，如果我是这位母亲，我也会尽自己所能。但如果孩子一直活下去……我就不知道该怎么办了。虽然还没当父母的人不可能知道自己的孩子天生残疾是什么感受，但这是我经过深思熟虑之后的想法。就像那句话说的："看得到终点，才能努力加油。"在这个问题上不也是这样吗？告诉我这个系列的朋友们都说："就算孩子有残疾，也不能见死不救。"但我好好思考了一下，人们真的能一直保持这种态度吗？

说句有点离题的话。以下是德永进先生《死亡的微笑》中的一部分，他谈及安乐死的时候，就自己读过的几本书写下了这样的看法：

"我发现，医学界不能允许安乐死。他们将这种行为定义为，无论在什么场合，除非人体已经完全死亡，医疗从业人员就应该以救命为第一要义，尽最大的努力救助患者。但是，我觉得这个定义有点矫枉过正了。"

我知道两件事的性质完全不同，但它们都和"生命"的话题有关。其实，德永先生的思考方式给我留下了深刻的印象。不知道我的朋友们究竟是开窍了，还只是理想主义，在我看来，写这一系列连载的作者也在大谈理想主义。难道是我太冷漠了吗？

我写了很多没有逻辑的东西，但这就是我此刻的想法。只有一件事，我可以自信地说出来，那就是虽然您收到了一些读者的批评信，但不管怎么说，我觉得讨论这个话题还是很有意义的。正是因为您的连载，才让我这个高中生提笔写信——

我要努力学习，准备考试，进入大学后学习护理学，并在这个过程中不断思考这些问题。

——鸟取县西伯郡××町·高三·十八岁

还有一个父亲是残疾人的初一女生，她给我们写了如下一封信：

不管一个人是否天生残疾，未来都在等着他，所以我希望大家能尽全力救他，如果知道他能通过手术得救的话，就一定要为他做手术。就算让我低头请求我也愿意。当我看到孩子的父母决定做手术的时候，我高兴得几乎要哭出来了。如果这位宝宝知道这件事，我相信她一定会比我更开心。

——岐阜县各务原市·十三岁

下一位是自称"不良少女"的十四岁初中女生，她在信中从儿童的独特视角道出了大人们注意不到的关键点，向大人们提出了一个尖锐的问题：

> 我是一名十四岁的女孩，上初二。我是班长，会写歌词，会吹萨克斯，也会一点声乐。我的国语和音乐成绩都很优秀，但其他功课就不是很好了。
>
> 前面赘述太多了，最近我看到报纸上连载的有关唐氏儿的报道。我每天早上都会读。虽然我和宝宝年龄相差十四岁，但我并不觉得这件事跟自己无关。
>
> 我的班主任总是对我说"不"。我们班一直以来被称为"三无主义"的代表，新学期伊始，老师将班长一职强加给了老实的我。我一开始拒绝了，但老师一直坚持，我只好接下了这份工作。我想"一旦接受了这份工作，即便不喜欢，也要尽力而为"，于是一直没有放弃。
>
> 但在此之前我一直在班上默默无闻，我与班长这样的职务基本无缘，所以我压根不知道该怎么办。我们班的同学本来就不像别的班级那么团结，但我还是非常努力。
>
> 然而老师并不领情，他还经常对我说"班级不好是你的责任，都是你的错"，或者"你太差了"之类的话。我忍了一阵子，但这几天，我不想再去上学了。
>
> 我曾经以为这世上没有所谓的"废物"。但如今，我没有信心再这样说了。我很悲伤，越来越觉得自己"什么都不行"。为了表示反抗，身为班长的我不做任何工作，校服也随便穿。老师只要看到我就说"废物"。我现在甚至不想和

老师说话，我再也不相信老师了……

　　我知道自己是"废物"，但至少我希望这个宝宝平安长大后，不要成为一个认为"自己一无是处"的人。希望宝宝的父母能给她创造一个爱自己、爱他人并信任他人的成长环境，求求你们了！我相信，这个宝宝会像之前的我一样，想要努力活下去。请不要说她是"没用的孩子"，这样会把她变成一个"真正一无是处的孩子"。

　　现在宝宝出生还不满一年，我们并不知道她是否真的没用。她也许不"正常"，但一定有好的地方。生下来就是为了生活。请不要对她说"不"。被人说"不"真是一件很痛苦、很难过的事情。

　　我知道自己品行不够端正，但因为实在太痛苦，便做了一些不该做的事情（我太软弱了）。我相信，宝宝如果被人说"不"，她一定会很伤心的。

　　总之，谁来救救孩子吧。不光是这个宝宝，我希望这世上再也不要有第二个我。做不到"相信"别人，这是件很痛苦的事。请不要用一句"没用的孩子"就毁了她的一生。这世上受伤的人只有我一个就够了……

　　我想对大人们说，请不要再用"不"字来贬低我们，侵犯我们的人权了。特别是对那些残障儿……拜托了，这句话会摧毁人的心灵和身体。

　　请原谅我絮絮叨叨地说了这么多。

　　——熊本县·初二·一个装作不良少女的十四岁女孩

下面是一位高中女生的来信。这个女孩针对之前提到的广岛县五十八岁家庭主妇的来信提出了反对意见：

> 我是一个十六岁的女孩。
>
> 今天读到广岛县五十八岁家庭主妇的来信时，我气得不得了。
>
> 每天我都很担心这个孩子会发生什么。当父母终于改变主意时，我打心底里替她高兴。
>
> 我觉得那位五十八岁的家庭主妇说得虽然有道理，但总觉得有哪个地方很奇怪。我没有生过孩子，所以不知道母亲们的感受。但有朝一日我成为母亲的话，无论孩子有多严重的疾病，我都想好好照顾他。
>
> 当母亲发现自己怀孕的时候，她一定觉得这个孩子是受到祝福的。但如果发现宝宝患有唐氏综合征，难道他就不再是受到祝福的孩子了吗？
>
> 我觉得出于对孩子的爱护而放任他死去是弥天大谎。如果爱孩子的话，就不能放任孩子死去。这个孩子也许自己也想要活下去呢？可能是因为现在无法沟通，说不定他真的想要活下去。
>
> 这虽然是"上天派来的一个违背意愿的孩子"，但说不定上天是想通过这个孩子教会我们一些道理。
>
> 这是他们的孩子，是他们亲自创造的生命。为什么不能对孩子负责呢？我觉得这些人没有资格做父母。
>
> 我母亲也这样说。
>
> 生孩子的过程是极其痛苦的，也许生他之前你都想要放弃了，但只要看到孩子的脸，你就会庆幸把他生了下来。只

要是你的孩子，不管他长得多丑，身体有多差，你都会爱护他的。

我为自己有一个这样的母亲感到骄傲，我想成为像她一样的人。

我的心脏不好。因为病得不严重，所以可以做正常的运动，只是一次跑步不能超过两千米，连续运动不能超过两小时。今年春天我才发现自己的病，我的体育成绩很好，所以当时很懊恼为什么自己偏偏得了这种病，但我还是很庆幸母亲把自己生了下来。

我认为只要还活着，不管是谁都会得到幸福。有时候让我们为自己还活着而感到高兴的不过是一些微不足道的小事。不能因为你是父母，就随便夺走这种权利。我希望父母能好好照顾他们的孩子。我也知道父母很痛苦，但这是一个母亲承受了巨大痛苦后才生下来的孩子，我希望他们能意识到生命的重要性。

我们是旁观者，但并不只是看热闹的人。我们之中有的人能用亲切的话语来安慰他们，有的人能向他们伸出温暖的援手，虽然可能有很多冷漠的旁观者，但也有很多善良的人。我们也许无法像亲生父母那样爱孩子，但我想只要大家把爱积累起来，其高度就一定能接近父母之爱。

我不认为这些报道是批评。我想，这一系列文章可以收集大家的意见，而且也是我们有了唐氏儿后会真正面对的问题，但唯有生命才是最重要的。不能因为他们是父母就可以随便夺走这个权利。生命至上。

我希望孩子能好好活着，并一直活下去。我希望我们能

继续守护她。请求报社的工作人员们，就算是为了我们这样
的读者也要尽心尽力，一定不认输。

——高松市·高中女生·十六岁

亲子之争开拓新世界

随着连载接近尾声，那些关于婴儿生死问题的讨论不再限于
应该救活还是放任孩子死去，而更多地开始关注潜藏在婴儿生死
背后更深层次的问题。

例如，下面一位高中生的来信就是一个例子：

我是一个高三女生。当我读到"外人不要多管闲事"一
节时，觉得有些别扭。我也是一个"外人"。我本人身体健
康，家人和亲戚都没有残疾，不知道残疾人以及他们的父
母、兄弟姐妹或其他家人的感受。我想在没有经历过那种处
境之前，我永远无法理解他们。

但这并不意味着我们可以忽视这个问题。我家附近的小
区里住着一个智力有障碍的女孩，她跟每个人都说话，但她
跟我说话时，我却不知道该怎么回应她。虽然我知道把她当
成普通人就好了，但我就是做不到。我一看她就知道她有智
力障碍，我真的完全不了解她，正因为不了解，所以才不知
道该如何面对。

我觉得这世上有很多旁观者和我一样，对残疾人群体毫
无了解。我不认为这是一件值得高兴的事情。

虽然无论外人怎么说，在当事人看来都只是空喊口号，但如果什么都不做，那更是一种严重的犯罪。不管是残疾人的问题，还是生命、人伦的问题，这些在将来会变得越来越重要。所以，如果当事人构筑起自己的圈子阻止外人进入，那是绝对不行的。所有局外人都需要知道这一点。这难道只是天真的理想吗？

幸福、不幸福，对于不同的人来说，标准是不一样的。无论是四肢健全的人还是残疾人，他们的一生过得快乐或不快乐，都取决于他们的价值观。觉得自己是世界上最不快乐的人而自杀的健全人其实不在少数。

生命的问题是沉重的，甚至有些太过沉重了。我想这不是像我这样的孩子能说得清的，毕竟我是外人。也正是因为有很多什么都不懂的外人，他们也会在不经意间伤到其他人。我尊敬的宫城真理子①曾经说过："行善，行善，行善一定是好的。"我也想做一个善良的人。为此，我想了解更多关于残疾人的事。

抱歉，我说了太多乱七八糟的话。我自己也搞不清状况，只是想多了解一些残疾人的情况。作为局外人的代表，请您尽力而为。

——大分县·高三学生

一位在福利院担任教员的三十二岁男性（大分县大分郡）在信中讲述了他的经历，他让福利院里的那些不良初中生们读了这

———————————

① 宫城真理子（一九二七至二〇二〇），日本歌手、演员、慈善活动家。

一系列文章，并让他们在日记中写下了自己的感想。信里关于孩子们的感想如下：

> 当少年们读到残疾儿童和他们的父母为了生存而付出努力的故事时，自己枯燥的生活似乎也变得渺小了。最近，他们开始主动要报纸看。
>
> 他们开始认真思考，有人对我说："老师，我真想帮帮这个孩子。"看来教会少年们最重要事的，并非成百上千遍的说教，而是您的这一系列报道。

读完整个系列，一位五十一岁的老太太说她回忆起一篇随笔。她正在抚养一个二十四岁的患唐氏综合征的女儿。

> （作家）水上勉在随笔中写下了残疾女儿的故事，有一天，女儿抱怨鞋子里有一颗石子把她弄疼了，而此前她的双脚从未感受过疼痛。于是，以此为契机，她开始感谢那颗掉进鞋子里的石头，认为神在这世上创造的任何东西都是有用的。读完这一系列后，我马上想起了这则故事。
>
> 当一个残疾孩子出生时，我十分理解周围人会有什么反应。我的女儿就患有唐氏综合征，在她出生时，我也经历了痛苦和折磨。
>
> 但现在，我打心底里觉得有这个女儿是我的幸运。我觉得女儿给我们家带来了好运。我丈夫一直在人前为我辩护，跟周围的人说："我们的亲戚中没有这样的孩子。"在他们口中，好像我的家族是罪魁祸首一样。

每个人都希望有一个健康的孩子。但当孩子生来就不幸有残疾时，母亲一定要接受现实，敞开心扉，想办法让孩子变得幸福。现在我女儿已经二十四岁了，我终于明白在养育一个残障儿的过程中，其实她的父母、兄弟姐妹等周围的人也能从中获得滋养。

女儿教会了我很多道理。我的女儿可能是被上帝选中派来我们家的天使。

——岩手县稗贯郡××町·家庭主妇·五十一岁

还有一位年轻妈妈在信中回忆起北杜夫的《在夜与雾的角落》一书。这位女士也对五十八岁家庭主妇的意见作出了回应。她说，正是因为我们和这件事没有直接关系，所以才必须考虑这个问题。

我为了知道孩子的情况，每天都看报纸。我有两个女儿，一个五岁，一个两岁。回想当初生孩子的时候，假如他们生来就有残疾会怎么样呢？看报道的时候，我仿佛真的感受到了孩子父母的艰辛。

上个月我看到了这样一条评论，其大意是除非你有一个残疾的孩子，否则你没有权利说三道四，读了之后我只觉得心里涌上一股说不清楚的感觉。

在我看来，反而是我们才应该好好考虑这个问题。作为社会的一员，我们应该好好思考残疾人的存在意义。在老龄化即将到来的社会中，我们应该思考怎样构筑社会福利体系，并思考那些对社会无益的人到底应不应该受到保护。

　　我年轻时读过北杜夫写的《在夜与雾的角落里》，书中有一段关于第一次世界大战期间德国灭绝智力障碍人士的描述。我当时觉得那是因为战争时期社会变得畸形，但看到这一系列连载以后，我不寒而栗，觉得如今社会比当时更畸形。

　　在我读大学的时候，我曾经参加过与残疾人有关的社团，在那里接触到的人虽然有各种问题，但都很开朗、不卑不亢，他们就算面临诸多困难，也向大家展示着自己坚强的一面，从他们和那些一直在背后默默支持的家长、教员那里，我颇受感动、获益匪浅。虽然我知道这对父母面临着巨大的困难，但是请他们一定要把孩子养大，这是我的请求。

　　很多家长和孩子都在奋斗。我相信，这样的力量一定会带来一个更理想、让弱者可以安居乐业的社会。请你们一定要勇敢地养育这个宝宝，无论是什么样的孩子，她都能用自己的力量让生命绽放。我愿做能为此作出保证的大人。

　　　　　　　　　　——岐阜县中津川市·家庭主妇·三十三岁

　　受到这些来信的鼓励，我又开始行动了。行动的目的，是探寻唐氏儿在这世上给人们留下诸多思考的意义……

— 让这些孩子成为世界之光 —

生命的房间

那些残障儿，有的不能自己移动身体，有的眼睛看不见，有的耳朵听不见，有的吞咽不了食物，有的甚至完全不能感知外部世界——眼看着就要从秋天转到冬天，在天气迅速变化的那段时间，我前往滋贺县大津市，拜访了一家专门为有严重脑损伤等身心残疾儿童开设的康复治疗中心——琵琶湖学园。

结束了其他采访后，我抵达大津时已经是晚上七点了。那家康复治疗中心位于远离城市的小山坡上，T医生已经在那等着我了。

医生简单地为我介绍康复治疗中心后，和我们说道："现在时间有点晚了，但我还是带你去看看那些孩子们吧，我想他们现在应该已经准备睡觉了……"

说罢，医生站了起来。虽说我很不好意思让一个从早到晚忙于门诊、治疗和会议，站了一整天的医生来接待我，但我还是想亲眼看看孩子们的状况。

穿过一条昏暗的长廊，跟着医生上下几层楼后，我听到远处传来孩子们的呻吟声，那声音好像是在喊些什么。

"晚上好。抱歉这么晚过来。"

医生走进房间，用柔和的京都口音说。这间三十张榻榻米大小的房间里有大概十个孩子，负责照顾的保姆们正给孩子们一个个换上睡衣，安排他们躺在房间一角并排的栅栏床上。

空气中弥漫着一股略带甜酸的味道，是婴儿的口水、母乳、尿液和体味的混合。

我听到了奇怪的声音，"砰、砰、砰"。抬头一看，只见一个小学一年级左右的男孩穿着睡衣坐在地上，双腿向前伸，做出体前屈的动作，一下又一下地把头撞在地上。"砰、砰、砰"，我本以为他马上就要停下这个奇怪的动作了，但他又突然用一只脚的脚后跟以相当快的节奏向地面撞去，发出"咚、咚、咚"的响声。他光着脚，看起来应该撞得很疼，但是并没有要停下来的意思。

"这到底是怎么回事？这是他的症状吗？"

"是的，但我们认为这是孩子发育过程中的正常现象。在每个孩子发育的过程中到底需要什么，我们必须一一掌握……这个男孩身上的故事不少，他直到上小学之前都一直由母亲照顾，但长大后，母亲说实在看不住他，就把他带到了这里。他一年到头总是这样乱动，别说是他母亲，无论是谁，只要和他相处一天，就一定会受不了。如果你抱住他的身体强行阻止的话又不太好……"

"咚、咚、咚"……那个声音终于停下了。只见他正重复着一种自残行为——把食指深深地插进鼻孔里再拿出来。光是在一旁看，我就已经觉得痛苦了。

旁边的床铺上坐着一个女孩，她的身体很壮，但我分不清她到底是孩子还是大人。她的目光没有焦点。

"这个女孩按理说该上高三了，她是个可怜人，是父亲强奸女儿后生下的孩子。当时她的母亲才十五六岁，生下孩子后，她的父亲就人间蒸发了，母亲也消失了一段时间。我们知道这个母亲现在住在哪里，她也是可怜……"

隔壁房间的孩子们也在准备睡觉，他们发出各种像动物咆哮般的奇怪声音。所有孩子，哪怕是已经长大的孩子也都穿着尿布，工作人员每天要洗三百多张尿布。

"小×，你今天怎么样？"

"唔、哈……唔哈！"

"是吗？你的心情看起来不错。你喜欢男孩，对吗？真乖。这个男孩的母亲在离婚后一边经营一家关东煮店，一边让他在店铺的一角待着、照看他。后来，母亲改嫁了一个经常来店里喝酒的客人，那个名叫阿熊的土木工非常疼爱这个孩子。这位父亲虽然看起来壮得像一头熊，一看就是干体力活的人，但心地非常善良，有些父亲会抛弃自己的残障儿，但也有人会带着残障儿再婚。"

说起这段故事时，医生的表情变得明亮起来。

"小×！你好吗？"

"这个孩子的母亲在旁边那座山上自杀了。她来看孩子，却在我不注意的时候把孩子带到了外面。我觉得她是想和孩子一起死的，但孩子获救了……这还是附近的人告诉我们，我们才连忙赶过去的。"

下一个房间里也有很多病情严重的孩子。

"这个孩子眼睛看不见，耳朵听不见，就连摸她的时候也没有任何反应。"

医生说着，在女孩的头顶拍了拍手，她连眼睛都不眨一下。

"她今年已经二十五岁了，从刚生下来开始就这样睡了二十五年。她一直朝这边睡，所以脸和身体在地心引力的作用下都变形了……"

"她是能感受到什么，还是完全没有任何感受呢？外面的世界发生怎样的变化，她似乎什么也不知道。即便如此，她还是像正常人一样来了月经。"

梳着蘑菇头的女孩侧身躺着，这个正值花季的少女究竟梦到了什么呢？夜色越来越深了。

房间的角落里传来一个还没睡着的孩子的低吼声。

空气中依旧飘着一股酸甜的、湿乎乎的味道。这大概就是母亲子宫的味道吧。被生命的温暖充满的子宫，一定是这样的味道。

在这种味道的包围下，听着孩子们睡觉时的呼吸声，我觉得生命仿佛在黑夜中激烈地燃烧，散发出神秘的光芒。

人类进化的勇士们

正要离开孩子们的房间时，我发现墙上贴着一张纸。那是保姆们在一个孩子生日那天写给他的信。其中有一句话是："小×，生日快乐。请尽情责怪我们这些不能理解你心情的人吧。你可以慢慢地告诉我们……"

学园的护士、保姆们经常和孩子们聊天。孩子们虽然只是睁眼望着天空，手脚僵硬一动不动地躺在那里，但工作人员就像对待能听懂人说话的孩子一样，时不时地向他们搭话。

有人说，他有时会叫叫孩子、跟他说话，然后一人分饰两角，替孩子回答他想说的话、感受到或想倾诉的事。

有些残障儿就连平躺下来都会痛苦，有的熟睡时呼吸困难，有的不维持一定的温度就难受得不得了。与正常儿童相比，他们的生存范围狭窄多了。但是在工作人员的努力之下，即便残疾治不好，也至少能让他们轻松一些，感受不到生活的痛苦。为了达到这个最低目标，工作人员想尽各种办法一边帮助孩子，一边密切观察他们的身体状况和细微的面部表情，调动全部感官来捕捉这些转瞬即逝的信号。

T医生说："我虽然不那样做，但是看到她们对着没有反应的孩子们说话时，坦白讲，我简直感动得全身颤抖。她们一定觉得自己用心照顾的孩子很可爱，我想一定是抱着这样的心情吧。"

然而，无论她们如何向孩子伸出双手或搭话，想触摸到他们封锁在厚厚墙壁里的内心绝非易事。但即便这样，她们还是对着一片没有回声的黑暗哀求"请尽情责怪我们这些不能理解你心情的人吧"。

这些处于治疗一线的人究竟如何看待残障儿呢？她们又有着怎样的人生观呢？

对人类来说，残障儿到底是什么？残障儿为什么会存在？与他们共同生活又意味着什么？虽说生命诚可贵，可我们为什么要好好养育身有重度残疾的孩子呢？当被问到这些最根本的问题时，你会怎么回答？这对任何人来说都绝非易事。

"我们在潜意识里觉得'生命比地球更重'，但未必完全理解这句话的意思，这个问题需要从科学、生物学的角度来考虑。"
医生向我们说道。

"很久以前没有残障儿。我说的很久以前，是指生物出现在
地球上的时候，也就是三十五亿年前的事情。那时生物还是单细
胞，生命非死即活。之后，生物逐渐进化，而生物之所以进化，
是因为地球上的环境发生了变化——比如，空气的成分发生了变
化，或者温度下降等——这可以说是自然界对生物发起的挑战，
只有那些使自身功能逐渐适应这些挑战的生物才能够生存，这就
是所谓的进化。残疾就是在进化的过程中产生的。我试着用通俗
易懂的方式写过这个问题。"

T医生给我看了一本学园出版的小册子，题目是《残疾人的
幸福》。他说，这是为了帮助残障儿家长和社会各界人士了解学
园理念而制作的。

这本小册子中，有一段话是这样说的：

生物从出现在地球上到今天已经过去三十五亿年了。在
此期间，生物不断进化，出现了新的物种。那么生物为什么
会进化呢？那是因为地球上的环境发生了变化。随着地球上
环境的变迁，一些物种消亡，一些物种随之发生变化，也就
实现了进化。环境的变迁可以看作自然界对生物的挑战，失
败的生物就会消亡，而成功改变自己身体和功能（进化）的
生物体就能够发展。

然而，这并不是简单的成功，而是经过数万年、数百万
年的反复失败和变化才发展起来的。在这段时间，生物个体
出现了各种疾病，这也就是所谓的进化失败，这些个体有的

在没出生的情况下就消失了，有的则在出生后只活了很短的时间。在某些情况下，这些疾病被纳入物种中并作为遗传基因传递下去。

这样一来，生物便在不断试错的过程中实现了进化，而其中产生的"残疾"可以看作进化的代价。没有残疾，也就没有进化。人作为一种生物，亦是如此。人身上的残疾也是进化的一种代价。

残疾是进化的代价，也就是说，残障儿是人类进化的受害者吗？

"是这样的。如果没有残障儿，人类就不会存在。从这个意义上说，他们是奋战在进化前沿的人类战士，这是一个生物学事实。"

看到了另一种人生

医生向我们作了一番说明后，突然提到了《砂女》这本书。

"安部公房不是有一本小说叫《砂女》吗？那本书就给了我一个思考残障儿和普通人之间关系的提示。"

故事大意是一个外出采集昆虫的男老师被带到了一间奇怪的砂穴里，再也无法逃脱，砂穴里还住着一个女人。如果每天不将掉落的沙子挖出去，洞穴就会被沙子填满，所以她只好天天挖沙子。村民给这个女人送来食物和水……

"在这个故事里，村子不被沙子吞没，是因为女人一天到晚都在挖沙子，因此村民一直给她送去食物和水，二者之间构成了互助的关系。就像这个关系一样，在让那些为人类战斗的残障儿活下去的同时，也推进了全人类向前发展的进程——我们之间正是构成了这样的关系。如此一来，残疾人和健全人的关系就反过来了。一般来说，我们会认为'残障儿是健全人工作中产生的剩余产品'，然而事实恰恰相反，正是因为残疾人的存在，健全人才得以生存。"

对了，医生怎么看待《为了生命闪耀之日》中那对放任唐氏儿死去的家长呢？

"无论哪位家长，如果知道了自己的孩子是残疾人，一定会大受打击。这时家长的人生观、价值观就全部展露出来了，就算他们声称不想抚养孩子，也不能因此而责怪他们。一个人的人生观、价值观取决于他的成长环境，而这个环境并不是他自己选择的。这时他们需要专家和社会的援助，也需要身边最亲近人的鼓励，需要对他们说一句：'我们一起努力吧，你真辛苦啊。'但是……"

说罢，医生又进一步解释了"援助"的含义。

在各种类型的残疾中，除了因人类进化过程中的"失败"而产生的基因型残疾，还有我们的祖先从四足行走过渡到直立行走时，因体位和姿势的变化导致了盆骨形状的改变，造成了分娩时的困难，而导致的残疾。这些都是进化的必然结果。此外，还有一些人类尚未克服的疾病所引起的残疾。那些残疾人可以说是未成熟的科学的受害者。还有一些残疾是人本身或社会原因造成的，如沙利度胺或有机汞导致的水俣病。

总的来说，残疾共分为三种：一是人类生物学上进化的代价，二是人类与自然斗争失败的结果，三是人类社会进步的代价。

我们不能一味地说："因为残疾儿童是人类进化的牺牲者，所以……"就算人类的残疾是由于某种特定的原因，动员社会力量帮助残疾人与疾病作斗争，也是一种理所应当的选择。

生物原本是不允许残疾个体存在的，因为留下它们就会有物种灭绝的危险，所以才会发生弑子行为。在这一点上，唯有人类不一样。

人类不单单靠本能生活，还通过提高生产力来为残疾人的生存和发展奠定物质基础、通过发展医学技术减轻或治愈残疾，并在深化对残疾的理解、培养对残疾人感情的同时，逐步创造与残疾人共同生活的社会制度。换句话说，创造一个残疾人也可以像普通人一样生活的环境，是我们人类不同于其他生物的标志。

家长们发现自己的孩子天生残疾时，一定会感到震惊和害怕，暗自想着要杀了孩子，甚至打算和孩子一起寻死，这些都是人类的自然情绪。医生说，他们在这种时候特别需要鼓励和帮助。

医生说："在援助之下，母亲会首先发生变化。她们改变自己的价值观，开始想着与残障儿一起生活。她们开始用全新的眼光看待事物，这时才能意识到一些以前没注意的东西。随着母亲的变化，父亲也会发生改变。然后爷爷奶奶、外公外婆也会跟着改变……父母的爱原本是无边无际的，但他们的精力和资金却是有限的。要想发挥人与人之间的无限大爱，就需要社会的援助。我想，残障儿正在无声地向我们呼吁，如果可以这样做，他们父母的生活方式会发生改变，进一步说，整个世界和人类的生活方式也会发生改变。"

已故的系贺一雄是这个康复中心在昭和二十年代（一九四五至一九五五）建立时的创始人之一，他曾说过一句名言。

他说："不是让世界的光芒照耀这些孩子，而应让孩子的光芒照耀世界。"

听了T医生的一番话，我似乎逐渐理解了这句话的深意。

前往登美子家

在琵琶湖学园听医生讲到深夜后，第二天我来到了琵琶湖东岸的一个小镇。通过医生的介绍，我认识了一位在学园工作了很久的、经验丰富的女性社会工作者T，她同意带我们去找一个在家接受护理的重度身心障碍儿童。

我一大早便在约定地点等待，T女士开着她的车来接我。她每天开车到残障儿的家中去看望他们，为他们提供疗养咨询服务，一天到晚忙得不可开交。

当我们沿着荒芜的国道行驶到城郊时，温柔的阳光照在山坡和森林中，在地面上投下生动的影子。已经过了收获季节的土壤是灰褐色的，和影子完美地融合在一起，呈现出一片深秋的景象。

从国道拐进一条小巷后，映入眼帘的是一排刷着白墙，并用黑色屏障遮起来的老房子。这里没有一辆车经过，连人影都没有。

登美子。我们就假设这个十岁的少女叫这个名字吧。她患有严重的身心障碍，不仅如此，她的病情严重到就连医生都要给她做特殊的标记。她家的房子就坐落在这个安静的小镇上。

她的父母是一对在当地政府机关工作的夫妻，他们在职场相识，相爱，走到了一起。登美子是他们的第一个孩子。一般来说，这个时间夫妻俩应该都去上班，登美子则由奶奶来照顾，但今天她的母亲和枝却特地请了假等着我们。

登美子正躺在六张榻榻米大小房间的床铺上。正常情况下，一个小学五年级女生应该已经发育出少女般的身材了，但是她的身高不过一米二五，体重也只有二十二千克。她的脸就像刷了白粉似的。她那白皙丰满的脸蛋和乌黑亮丽的头发，让我想起了日本人偶。

她虽然睁着眼，但即便别人用手掌捂住她的眼睛或左右摆动，她的眼球也纹丝不动，眨都不眨一下。她是睡着了，还是醒着呢？那双盯着天空的眼睛在看着什么？难道能看到空气吗？

出生后的十几年里，登美子一直保持着同一姿势，凝视着天空。她现在是什么感觉？她是否能感觉到呼吸，知道自己活着？她是悲伤的，是痛苦的，还是绝望的？坐在被子边上的奶奶与和枝交谈起来。

"她既不哭，也不笑，从来不跟我们说话，即便这样的日子过久了，我们也能够逐渐明白她微妙的感情变化。就像正常的孩子一样，她的心情也有好坏。"

登美子出生于十二月底，正值年关。十二月三十日那天，她的母亲刚带着她从妇产科医院出院，不知为何，她突然发起了高烧。她的母亲找了很多家医院，但所有医院都放假了，没办法检查，无奈之下，这位母亲只好带着她去那家妇产科医院。

妇产科医院给她开了退烧药，可就算吃了，她也马上吐了出来。年后，母亲又找了一位儿科医生，但医生说，产后三个月内应该由产科医生来负责。于是母亲又折返去找产科医生。

"他们没有告诉我任何具体的治疗方法，也没有开药，就这样过了两个星期。一月中旬我再次带她去医院时，他们却告诉我：'这下糟了，得马上让她住院。'"

登美子在那家医院住院治疗了约四十天，病情不但没有好转，反而被诊断为疑似脑积水，短暂出院后，很快又被重新送进另一家医院，接受了一次大手术。她的病情一度有所好转，但几个月后又因为感冒而再次恶化，于是做了第二次大手术。

这位母亲说："那段时间简直像是在地狱。每次手术过后，她的病情都会加重，我每次询问医生，他的话总是令我绝望，我每天都战战兢兢，不知道该怎么办。"

在医院住了一百二十天后，登美子终于被带回家了，但那时的她已经无法继续正常长大了。从此以后，她就一直躺着不说话、不生气，也不哭、不笑，永远地生活在一片沉默的世界里。

加油啊，加油啊

登美子背负着沉重的包袱继续生活。

"一想到未来，当时的我只觉得一片惨淡。如果不是因为这个孩子，我觉得生活一定会不一样。但是，当我看到她发着高烧，嗓子里发出呜噜呜噜的声音，拼命想要活下去的时候，我就打消了自己的念头，一心想着：登美子，你要加油啊，一定要加油啊……生病不是她的错，她在用自己的方式努力活下去，当我目睹她的生命力时，我就觉得应该向她学习。犹豫和找借口都不过是父母的逃避和贪婪。我越来越觉得，孩子都已经如此努力了，我也应该努力……"

我向这位母亲说明了我们报道的唐氏儿的情况，并询问她对孩子父母有什么看法。

"登美子还在做手术的时候，主治医生说：'把她送进麻醉室时，她突然就开始哭了，之前明明从来没哭过。'"

"不是不高兴，而是有了正常人的感情吗？"

"是的。医生的那句话给我留下了很深的印象。你可能看不出来，当我们把毛巾敷在她脸上的时候，她就好像不喜欢这块毛巾一样，用自己的方式表现出想拿掉毛巾的样子。看到她这副样子，我就觉得她在很认真地对待生活，所以我不能理解为什么人们非得要消灭一个生命不可。"

"她就像没有其他目的，只是为了活而活一样……"

"没错，就是这样。她没法给自己找乐子，连看美丽事物的眼睛都没有，只能为了活着而维持最低限度的呼吸。"

"她没有其他的欲望，仿佛只是燃烧着生命之火。"

"是的。每当她生病的时候，就会从嗓子里发出呜噜呜噜的声音，我觉得这和正常人的哭闹、喊叫、抱怨是一样的。"

"对。当你亲眼看到这幅场景时，你才不会去想未来会发生什么呢，满脑子都是眼前的现实。"

"也许人就是这样吧。"

"是啊。"

"如果现在那个唐氏儿的父母站在你面前，你能告诉他们的大概只有你的亲身经历吧。"

"是啊。如果孩子活得好好的，我想我们应该不惜一切代价让她活下去。"

"一开始就产生这样的想法很难吗？你是通过和孩子的接触才逐渐产生了这样的想法吗？"

"孩子身上插着一根管子，她的脑袋就像软式垒球一样，头骨是用线缝在一起的，两边各挂着一个瓶子。她就一直保持这个状态，活到了现在。"

"她真的活得不容易啊。"

"她的生命力实在是太强大了。我曾经很多次以为她快不行了，但她还是坚持下来了。"

"我想，人的心灵就是在这种过程中逐渐成长起来的，心灵会变得越来越充盈。"

"对，我想是这样的。我在市政府申请从事福利工作时，过去的经历总是能在遇到困难时派上用场，我有自信和任何人都谈得来。"

"那你还必须要感谢登美子呢。"

"是啊，的确如此。"

— 藏在我们心底的法西斯主义 —

原始时代的人们都很善良

穿过面向旧都电大道的那座石门，在郁郁葱葱的巨树后面，矗立着一座古朴肃穆的建筑。穿过有喷泉的前庭，登上石阶，就到了正门玄关，这里有一丝明治时期鹿鸣馆的氛围。

推开沉重的门，我从中庭大厅登上旋转楼梯。这里好像没有人来过似的。A博士是古今中外医学思想和医疗政策方面的专家，他的研究室就位于楼上的一角。

正如上一章提到的，《为了生命闪耀之日》在报纸上连载的同时，我们收到了很多读者的来信。其中一个人写道："我们不应该花费国家宝贵的钱去保住一个明知将来对别人没有用处、会成为社会负担的孩子的性命。"

针对这样的意见，我们应该如何回应呢？在通过采访寻找答案的过程中，有人告诉我们："如果你想知道这个问题的答案，不妨咨询一下A教授。他对纳粹政权下的德国医疗政策和优生思想很有研究，他也许能从法西斯时代人们如何对待残疾人的角度来告诉你们一些有用的东西。"

听了这话，我恍然大悟，这种视角的确很重要，于是我立即联系了 A 教授。

塞得满满当当的书架后面响起了教授的声音。

"这个房间融合了日式和西式风格，要脱了鞋才能进来……"

原来如此，我看到水泥地上铺着厚厚的毛绒地毯，教授的鞋子就放在地毯边上。虽说这里是公共机构的研究楼，但就像是在大宅院后面的书房里一样安静。

"我们先讲讲原始社会的情况吧。"

本以为会听到有关纳粹的故事，但教授突然提到原始社会，我吃了一惊。

"说到那个时代，也就是还不存在阶级差异的时代，不得不提到约翰霍普金斯大学一位名叫亨利·西格里斯特的医学史专家，他以原始部落为调查对象写了一份报告。据他介绍，当部落里出现残疾人这样的病人时，一旦自然灾害导致整个部落面临无法生存的危险，他们就会因此抛弃病人；但只要他们还有一口饭吃，就一定会带着病人一起走。

"换句话说，在原始社会，虽然生产力和医疗技术水平都极其低下，但他们以平等为基础，一起照顾最弱小的成员。在他们看来，如果能做到这一点，整个部落就会得到善待。也就是说，那时的医疗具有凝聚和确认部落团结的作用。即便是现在，原始部落也还在坚持这样的做法。与之相对，还有一种柏拉图式的逻辑。"

没想到在这次采访中竟然能再次听到柏拉图、亚里士多德等古希腊哲学家的名字。

"柏拉图生活在奴隶社会，那个社会也算阶级社会。他的思想代表了那个时代中占有统治地位的贵族阶级哲学体系，柏拉图在《理想国》一书中还描述了当时理想的医疗状况。"

书中所写的，与之前教授给我介绍的部落中的平等思想完全相反。

教授说，柏拉图先把对国家重要或有用的人进行分类，然后提出了一套这样的思维方式：

①年轻或年迈的女性所生的孩子应该被杀死；

②孩子如果有残疾，应该立即被杀死；

③长大后如有疾病，贵族和与其相近的富裕公民应得到以希波克拉底为代表的，当时最好的正统医学的治疗；

④对于不太富裕的公民来说，他们要么痊愈，要么死去，治疗效果全看运气，长时间的医治对国家来说是一种损失；

⑤对于奴隶来说，像样的大夫不该医治他们，让大夫手下的奴隶来治疗他们足矣。

柏拉图的哲学与原始社会的哲学本质上完全不同——原始社会把疾病当作部落的问题，以照顾到部落的每一位成员来保护整个社会为目标。而柏拉图的哲学是一种以人对国家和社会是否有用为标准来判定人的价值的哲学。这种哲学认为，残障儿或天生病弱的人对国家来说不过是带来消极影响的负担。

"在现代，这种柏拉图主义的思维方式正以不同的形式被延续下去……"

教授接着讲到纳粹德国时代发生的故事。

人类和雷鸟一样吗?

"到了近代，随着卢梭、约翰·洛克等思想家的出现，民主主义和人权思想陆续登场，同时也出现了生命和健康应该人人平等的主张，弘扬自由和博爱的口号也越来越响亮。这时，柏拉图学派也就不得不开始寻找有力的理论支持。"

据教授介绍，提出进化论的达尔文（英国生物学家，《物种起源》的作者，一八〇九至一八八二）的学说，为柏拉图主义提供了理论支持。达尔文的自然选择理论和生物的生存竞争理论直接被应用于人类社会，这种想法即所谓的"社会达尔文主义"。

"在日本，明治时代对国家和社会的形成起主导作用的领导人，从政界、官界、学界到自由民权运动的斗士们，都受到了当时代表功利主义哲学和社会达尔文主义的思想家的影响，比如奥古斯特·孔德（法国哲学家，被认为是社会学的创始人，一七九八至一八五七）和赫伯特·斯宾塞（意大利哲学家、社会学家，一八二〇至一九〇三）。到了二十世纪三十年代的纳粹德国，这种思想被完全应用于政策的制定上。"

一九二五年，德国社会政策学家奥托·库恩在《社会政策的生物学基础》中提出的理论就是一个典型例子。

他在论文中提出了如下思想——如果将自然界中发现的各种规律应用于人类社会，就会发现，如同生物的自然选择一样，不适应社会的人也会遭到淘汰，只有能够适应的人才能活下去并在社会上层占有一席之地，这种社会淘汰的原理是贯穿人类社会的基本法则。

虽然这种思想得到了社会中占优势地位群体的支持，但那是因为它正中这些人的下怀。然而，这一理论其实有一个根本性的错误，那就是有关"适应"的问题。

就像下雪时雷鸟的身体会变白一样，动物为了生存，会根据外部环境进行自我调整。对动物来说，这种"适应"等同于"生存"。然而，人类却不一样。人类作用于外部环境（自然和社会），通过改变外部环境使之适合生存，从而活了下来，这种行为不仅发生在过去，现在亦是如此。

另外，动物主要靠遗传基因存活，而人类则通过最广义的"教育"来促使自身成长。

A教授认为，正是基于这一点，人与其他动物存在着根本性差异，人的突出特点是通过改造自然、改造社会、改造自己来生活。然而，以奥托·库恩为代表的社会选择理论中的"适应"思想，听起来似乎很有道理，可是这种把人类与其他动物等同起来的思想，其实是一个很大的错误。

那么，除了这一点，他如何评价"选择"的思想呢？

社会选择理论主张，人类社会存在一个巨大的框架，根据是否能适应这个框架，人们被分为各种阶级。这是由我们的先天条件决定的，而先天条件则是由遗传决定。换句话说，"宿命论"认为，某些人由于遗传因素被淘汰，这件事是命定的。

后来，诞生了基于此种思想的"优生学"。优生学认为，天生具有遗传缺陷的人不应该把自己的缺陷基因留给下一代，相反，把具有遗传优势的人结合起来，把优势基因留给下一代，这对保障社会安全有着极为重要的意义。

在纳粹德国，此种思想如同乌云一般笼罩在时代上空，那时到底发生了什么？人们如何对待残疾人和病人？听了 A 教授接下来的讲述，我简直不敢相信自己的耳朵。

抹杀劣等人种

说到一九三三年，不得不提到两年前，也就是一九三一年九月发生的九一八事变——日本陆军关东军在中国东北策划了一场占领东北地区的大阴谋，他们在奉天郊外柳条湖炸毁了铁轨，并声称这是中国军队所为，以此为借口发动武装进攻。自此以后，直到一九四五年八月战败为止，日本进入了旷日持久的战争年代。

第二年，也就是一九三二年，一群年轻军官在首相官邸枪杀了时任首相犬养毅，史称"五一五事变"。从那时起，日本社会开始呈现出法西斯化的一面。在那个黑暗的时代中，社会上许多事件层出不穷。一九三三年发行的某一份报纸的社会版曾报道，从那一年春天开始，伊豆大岛的三原山上接连发生女学生跳崖自杀事件，截至五月，一共有四十三人相继自杀；当年二月，作家小林多喜二①因违反《治安维持法》②被捕，在警察局惨遭杀害；

① 小林多喜二（一九〇三至一九三三），日本无产阶级文学运动的领导人之一，代表作有《蟹工船》《在外地主》《党生活者》等。
② 一九二五年五月起施行的一部日本法律，其主要目的是防止日本国内的共产主义革命运动激化，于一九四五年日本战败后被废止。

同时，香颂歌手①达米娅的《黑暗星期天》唱片被禁止销售，理由是"会助长悲观厌世情绪"。

在世界的另一侧，纳粹于一九三三年一月上台执政，希特勒担任德国总理。

同年五月，希特勒取消了工会，并禁止一切社会民主党的活动，禁止组建新的政党，建立了以纳粹为唯一政党的独裁统治。在这些政策接连出台的同时，七月十四日发生了一件事。

A教授说："当天，纳粹政府通过了《预防遗传病患者新生儿法令》——即所谓的《绝育法》，这是个可怕的法律。"

据A教授介绍，根据该法律，疑似患有精神衰弱、精神分裂、抑郁症、癫痫、亨廷顿舞蹈症、遗传性失聪、先天畸形、遗传性酒精中毒的人都会被挑选出来，被带到"遗传健康法庭"进行鉴定。如果发现他们明显患有此类病症，就会将他们强行关进"绝育所"，在那里摘除他们的睾丸和卵巢，施行输精管切除或输卵管结扎手术。

当时的政策不仅包括基于"必须消灭遗传缺陷"思想的强制绝育政策，另一方面，那些被判定为继承了纯正日耳曼血统的青年男女，被关进了一个名为"生命之泉"的营地被迫"乱交"，以保存纯正的日耳曼血统。

不仅如此。

"在战争期间，纳粹军队所到之处都实行了日耳曼化政策。这一政策针对日耳曼人、诺曼人、盎格鲁–撒克逊人和其他被纳

---

① 专门演唱法语通俗歌曲的歌手。"香颂"为法语"chanson"的音译，意为歌曲。

粹认为是优越民族的女性，强迫她们生育。那时，斯拉夫女性和犹太女性被认为是劣等人种，因而不被列入强制生育对象之内。"

纳粹主张应将劣等种族从地球上抹去的观点，最终导致了发生在奥斯威辛集中营的残酷生物实验和大屠杀。

"顺便说一句，日本陆军的731部队也曾做过残忍的事情，比如，抓捕中国人质进行活体解剖，并将其当成生化武器的实验材料等。与战后隐瞒行踪、拒谈事实的731部队幸存者相比，战后甚至还有纳粹党的残余分子依旧认为'消灭劣等种族没什么不好'。"

据A教授所在研究室里的外国文献记载，有一些曾经就任于纳粹空军航空医学研究所的科学家和医生，他们对那些在反纳粹地下抵抗运动中被俘的人进行高压、低温等人体实验，导致了实验对象大量死亡，这些人在战后纷纷前往美国，在美国空军和海军的航空宇宙医学研究部门发挥了重要作用。

民主德国的《德国民主报》和美国的《纽约时报》《纽约每日新闻报》都对此事进行了曝光，即纳粹党的残余分子活跃于太空开发技术的最前沿。

漂洋过海的纳粹党

不过，纳粹德国消灭劣势基因的优生思想对日本产生了何种影响呢？

最初，优生学是由达尔文的表弟高尔顿在十九世纪末提出的。高尔顿研究了科学家、法官、政治家、艺术家等名人的家谱，发现这些家族培养出优秀人才的比例很高。与此相反，犯罪者的家族却经常培养出犯罪者。这一现象是基于遗传因素出现的。因此，他主张保留优质的遗传基因、淘汰有缺陷的遗传基因，这将对社会发展大有裨益。他的著作《遗传的天赋》于一九三五年出版了日文版。

在这种优生理念的影响下，各国都推行了优生政策。日本参考了一九三九年从德国留学归来的厚生劳动省工程师（东京大学教授）濑木三雄先生的报告，制定了以优生为基础的健民健兵政策。一九四〇年，日本政府颁布了《国民优生法》，这项法律从次年七月开始生效。这些事件都发生在太平洋战争爆发之前。

《国民优生法》第一条以纳粹德国的"绝育法"为原型，对该法的目的作出了如下界定："本法律是为了防止恶性遗传病患者数量的增多，同时增加身体健全人的数量，从而提高国民素质。"

实现该法律所述目的的方法，就像纳粹德国的做法一样，即强制那些被确认患有恶性遗传病的人进行绝育手术，使他们无法生育下一代。

二战后（一九四八年），该法律成为现行的《优生保护法》。这部法律不仅保留了《国民优生法》制定时的框架，还允许不具有遗传性精神病的人和智力低下的人接受绝育手术。随着医疗技术的飞速发展，现在医生已经能够在妇女怀孕早期就通过胎儿诊断发现异常情况。一九七〇年、一九七二年两次提交国会的《优生保护法》修正提案中，有这样一条规定：如果胎儿有严重的精神问题或身体残疾的倾向，可以进行人工流产。这些法案或是未完成审议，或是遭到废止，但有人认为，今后还存在继续沿用这些条款的可能性。A教授也表示这种看法并非空穴来风。

如此一来，利用人工流产来控制某些生命诞生的体制会变得越来越坚固。

"我认为追加这项条款背后的原因是当时盛行的 Man Power Policy（人力政策）。就像在经济高速增长时期，劳动力极度匮乏，青年劳动力被称为'金蛋'，现在产业结构变化很快，需要大量劳动力的行业已经不再占据核心地位。随着社会进入高科技时代，技术不断革新发展，人们开始觉得人力政策的关键在于质量而非数量，这也可以称为'少数人的精英主义'。而且，即便预算赤字越来越严重，政府也还是在国防方面花费了超过1%这一限制的开支。可以看出，他们不想花'没用的钱'。从这个意义上讲，当时的政策理念是希望尽量避免或杜绝残障儿的出生……"

这让我想起了一则令人震惊的新闻——在美国出生的一对双胞胎中，其中一个胎儿被查出患有唐氏综合征，于是他便在母亲的子宫里被杀死了，而另一个正常的胎儿在四个月后出生，没有任何异常。

据一九八一年六月十七日共同通信社纽约站的消息，纽约西奈山医科大学医院的托马斯·克伦尼教授召开新闻发布会，宣布他们于一九八〇年施行了该手术。当时，一位四十岁高龄的母亲生育第一胎，在她的要求下医生于怀孕第十七周为她进行羊水检查，并发现双胞胎的其中一个存在异常情况，需要做手术，手术方法是用针头穿刺异常胎儿的心脏，四个月后，另一个正常胎儿安全出生了。近年来，随着职业女性的增加，美国高龄产妇的数量也不断攀升，其中有不少产妇因为担心生出异常的宝宝而进行羊水检查。

科技已经发展到能够将残障儿"杀死"在子宫内的程度了，然而下面的一则新闻同样让我们大吃一惊。

一九八〇年三月，媒体报道了一则以"诺贝尔奖得主为美国精子银行提供精子进行人工授精"为题的新闻。报道中写道，可以将世界顶尖男性的精子通过人工授精的方式，使智商极高的女性怀孕，并生出优秀的后代——基于这种思想，美国的企业家们开始建立精子银行。

据悉，已有五位美国诺贝尔奖得主捐出了自己的精液，为三位女性进行人工授精。发起这个项目的人名叫罗伯特·格雷厄姆，在当时是一位七十四岁的商人，他一直以来都秉持着"白人基因比黑人基因更优越"的主张。

后来，据美联社一九八七年五月二十四日的报道称，精子库项目宣布，第一个人工授精女婴诞生了。捐精者是一位著名数学家。

日本政府已经决定解除高等生命体的基因工程实验的禁令。然而，生命操控技术会给人类未来的生活带来怎样的影响呢？

我们会不会在出生前就把孩子分为"有用的孩子"和"没用的孩子"呢？会不会只有基因优越的人才能活下来？对此，时任首相中曾根康弘信赖的顾问、教育临时委员会的成员、在教育改革方面很有发言权的香山健一提出了如下观点：

> 正如维纳反复指出的，在当今的工业文明中，IQ（智商）在一百一十以下的人越来越变得一无是处。当然，智商并不是衡量人类能力的绝对标准，但不可否认的是，智商为

人类能力存在差异这一既定的事实提供了基本数据。而人口学家担忧，由于低智商群体的人口增长速度过快，高智商群体的人口增长速度又很慢，人类正面临着遗传质量下降的危险。不良基因对整个人类的"污染"是一个长期、严重且不容忽视的问题。

我们必须开发先进的社会技术来解决遗传质量下降的问题，以提高人类的整体素质。想要保持人口的稳定状态，一个家庭必须有两个或三个孩子，而且可以通过补贴或其他方式，允许和鼓励那些具有某种突出遗传基因的人生育三个以上孩子，并使用非强制政策将其他家庭孩子的数量限制在两个以内——这是一种值得商讨的方案。

因此我们应该更加关注对人类能力的开发，而且必须认识到高智商群体和低智商群体之间发生等级分化是不可避免的。这就是所谓的"精英政治"，即智力超群的人应该占据社会的支配地位。

在精英政治体制下，精英阶层必须确立真正的领导地位，维持一种永不丧失活力的、动态的社会秩序，来代替因世俗化的民主和平均主义而丧失活力的社会。我们必须在脑海中绘制出这样一幅社会图景：最大限度地发挥人类的能力，为能力强的人提供应有的冒险和挑战的机会；为能力弱的人提供能实现他们生命价值的事物；为没有能力的人（必须通过教育和优生学来减少的这类人）提供适度的同情心。在这个社会中，无论是非凡超群的人还是平淡无奇的人，都能够得到适合他们的、令其满意的机会。

亡灵未亡

绝育、乱交、日耳曼化政策以及生物实验和大屠杀……社会达尔文主义、社会选择理论和优生学，是希特勒时代让人类陷入疯狂旋涡的罪魁祸首。随着二战的结束，这些思潮非但没有被清算，它们的亡魂仍然游荡在二十世纪八十年代的日本社会中——和 A 教授的对话让我产生了这样的感觉。

以学校为代表的教育界不正是这种趋势的具象化体现吗？

二十世纪六十年代以来，政府当局在推行经济高速增长政策时，尤为强调的一条就是开发人类能力以促进经济发展。在《国民收入倍增计划》（一九六〇年）、《日本的成长与教育》（文部省，一九六二年）、《经济发展中的人类能力开发问题与对策》（经济委员会报告，一九六三年）等影响当时政策的纲领性文件中都对此有过明确的表述。

当时以池田隼人为党首的自民党内阁称其为"人才培养政策"，可能有人会认为这是一项与孩子人格培养有关的"教育政策"，但实际上，这是一项促进经济增长的"经济政策"。

这一人才培养政策的基调是深入实施"能力本位教育"，基本思想是："人的能力在一定程度上是由遗传素质决定的，而遗传素质的优劣需要尽早发现、选择和培养。"例如，当时还发表了如下文件：

在基本人权方面应当人人平等，彼此之间不应该有差别。但在现实中，人与人之间是存在差异的。在一定程度上，遗传决定了哪些孩子会有好的表现，哪些孩子不会。虽说是'在一定程度上'，但学界普遍认为，孩子高达80%的后天表现都是由遗传决定的。有些教育学家和教师可能会因为后天教育的效果只有20%而感到不快，但这的确是不容争辩的事实。

以上是二战后领导教育行政工作的自民党政治家、后来被任命为中曾根内阁临时教育委员会的官员在《关于教育基本问题》一文中写到的一段话。

A教授说："社会达尔文主义是一种被学术界彻底否定的理论，因为它已被证明是一个没有科学依据的假说，甚至在遗传学方面也毫无根据。但时至今日，政界和财界中仍然有不少人相信这种说法。二十世纪六十年代人力政策也是以二战前纳粹德国的社会选择理论和优生思想为基础的。"

在这种思想指导下诞生的人才培养政策后来怎么样了？回答这个问题用不着追溯到从前，着眼于当下就足够了。

在初中毕业阶段，基于孩子们的能力和匹配度来高效地分配教育资源，将那些有可能成为高才生并在未来的经济社会主要领域中发挥能力的孩子，和那些应尽快安排到生产现场做简单劳动的孩子区分开来——在这种思想的指导下，教育模式被重新调整，学校也逐渐发生变化。

根据笔试分数对孩子们作出相应评价，分成五、四、三、二、一的先后顺序，以此来实现人们政治上期待的"量才录用"。这种选拔在学校教育中占据了越来越重要的地位，教师因此变得不理解教育，孩子们也不再认为自己是独一无二的个体而开始感到悲哀。有的孩子因此感到沮丧，选择了死亡。不仅如此，无情的分数地狱和学历社会将孩子分成三六九等，将他们一一定位。

然而，当我们在不知不觉中被卷入这样的旋涡，并使孩子们陷入无底深渊时，我想，在我们的内心深处，是不是本来就存在着一种潜意识，即承认适者生存、优胜劣汰和弱肉强食的竞争法则呢？有能力适应这种现实的人才是社会的强者，才能获得幸福。这种价值观难道不正横亘于我们心中吗？这种价值观与昔日彻底践踏人类尊严、令人憎恶的法西斯主义思潮之间，其实存在着某种联系……

相互拖后腿的冷淡社会

昔日的亡灵不仅游荡于与孩子们息息相关的教育界，它似乎无处不在。

"这是一个在不久前发生的例子……"

A教授想起了政治家们的一些话。

"二十世纪七十年代初，有一位政治家说，花钱给老人看病就像给枯树浇水。因为这句话他丢掉了厚生劳动大臣①的工作。最近还有一位政治家在一次公开会议上说，就像奶牛挤不出牛奶

---

① 指日本内阁中掌管厚生劳动省的国务大臣，相当于他国卫生部部长兼劳动部部长。

就要被杀掉一样，人失去工作能力后也应该去死，这样也算对财政作出了贡献。这些人不仅对老人，对残疾人和体弱多病的人都同样抱有'不耐烦'的态度。"

教授随即又将话题拉回了讲述一个唐氏儿生死问题的《为了生命闪耀之日》连载栏目，说道：

> 如今的日本人有很强的中产阶级意识，但其实一旦发生什么事，无论是交通事故、灾难还是疾病，大家马上就会沦为社会上的弱势群体。这不就是"如履薄冰"的生活吗？然而，由于这个"地狱"被藏得很严实，导致大家很容易脱离现实，产生自己好像是社会中的强者的错觉。于是，人们站在强势的一方，开始暗自以为"那些社会中的弱者是社会的负担"，"在他们身上花钱是国家的损失"，想方设法或明或暗地欺负他们、抹杀他们的存在。现在，涌动在社会底层的法西斯主义暗流不正在一点点扩大吗？

> 我认为，所谓好的社会，是允许个人作出最大限度的选择，并且能够帮助个人实现这些选择的社会。比如，生不生孩子、去不去学校、结不结婚等。当每个人面临这些选择的时候，行政机构就为他们提供所需的信息，保证选择的多元化，通过广义的教育使人们能够依靠自身力量对信息作出判断等——为选择创造条件便是他们的职责所在。

> 然而在日本，当谈及残障儿问题时，人们其实没有什么选择的余地。那些家庭要么抛弃残障儿进入竞争社会，要么带着残障儿，一生过着贫苦的日子。他们被迫在极其有限的范围内作出选择。

　　我认为最大的问题在于，虽然人们共同将日本打造成为世界上商品最丰富、服务最优质的国家，并且这个国家创造了足够每个人生活的财富，但具体到每个国民身上，大家实际的生活条件从根本上来说是很恶劣的。

　　一方面，法人税的优待政策使得大量税收流入了大企业，军事支出不断膨胀等——政府对这些导致财政赤字的问题放任不管；另一方面，他们还不采取以民生为主的财政政策来帮助国民变得富裕……如果不消除这些弊病，我们的欲望就会无限扩张下去，大家将被迫生活在冷淡、严酷的人际关系之中，同时又被中产阶级假象所迷惑，在现实中过得穷困潦倒，彼此拖后腿……正是因为这种社会现状，即便是普通的、富有同情心的女性，也会对自己残疾孩子的未来感到绝望！我认为，彼此之间冷酷无情的社会是一个脆弱的社会，因为这意味着每个人都正在被割裂开来。善待他人、富有包容力，才是形成一个柔性社会的条件。操纵一群只关心自己的人是很容易的，因为他们彼此之间没有联系。我认为法西斯主义就是在这种社会中生根发芽的。

　　我想，在日本社会中，残障儿不应该仅靠他的家庭来抚养，我们应该创造由当地社区互相扶持，大家携手让婴儿活下去的社会，这才是重中之重。

— 没有"福子"的饱食社会 —

村落传统给予的启示

连载栏目《为了生命闪耀之日》结束后，有人给了我一个珍贵的建议，那就是可以从民俗学的角度来考虑唐氏儿的生死问题。

从前，在日本的村落社区中，一个孩子出生后是如何被人们接受并养育的？假如孩子生来就有残疾，人们将如何对待他？如果我们探究这些习俗的话，或许能发现日本人儿童观、人生观的雏形。当时的观点和我们今天看待儿童的方式将会形成怎样的对比？这一定是个有趣的角度——我马上动身前去请教了几位民俗学研究者。

A教授是在以《远野物语》等诸多成就著称的民俗学家柳田国男门下直接受过指导的学者之一。

教授说，与现在的境况大不相同的是，那时，出生在农村家庭的孩子会受到许多当地成年人的欢迎。

"当时生孩子要遵循这样的顺序：首先，母亲怀孕五个月的时候要举办绶带仪式①，按照惯例，拿带子的人便是孩子的'绶

---

① 指在孕妇的肚子上缠上带子，祈求安产的仪式。

带之亲'，有的还请媒人的妻子当绶带之亲；等到孩子出生的时候，会再找一个'接生之亲'。"

所谓接生之亲，是指把孩子从神的世界带来人间的人，这个人未必是接生婆等实际参与接生的人，但按照习俗，一般会找一个帮助孩子出生的人，成为他的接生之亲。

女性生产时，会找一个"哺乳之亲"。由于刚生完孩子的母亲很难喂奶，所以，如果她生的是男孩，另一家有女孩的母亲就来帮忙喂奶；反之，如果她生的是女孩，另一家有男孩的母亲就来帮忙喂奶。

"这样的习俗可以帮助宝宝学会吃奶的动作，不过更重要的是，人们认为如果让不同性别孩子的母亲来帮忙喂奶，孩子就能健康成长，这种行为被赋予了咒术般的意义。"

另一位民俗学家向我进一步说明了这种"交换性别"的习俗，他说："也许当时的人认为，人只有拥有两种性别才是完整的。"

接下来是第七天晚上[①]的"命名之亲"。作为命名之亲的，一般是村子里有权有势的人，这种人被称为"福者"。近年来还出现了请神主、寺庙住持或学校校长来担任此职的习俗。

此外，还有"拾捡之亲"。如果有的家庭里孩子不太健康，或者是出生年份不好、生来体弱多病，家里人就会提前请人帮忙把扔到村里某个地方的孩子捡回来。捡回来的时候甚至还会给孩子穿上新的和服再带回村里，或者由亲生父母把和服和酒给拾捡

———————————

① 在日本习俗中，家人通常会在婴儿出生后第七天晚上举办祝贺仪式，为婴儿取名。

之亲送去，再把孩子接回家。他们认为，这样一来就算是体弱多病的孩子也能健康成长，这都归功于拾捡之亲。

当一个孩子出生时，不仅有亲生父母，还有村里找来的"绶带之亲""接生之亲""哺乳父母""命名父母""拾捡父母"等多位亲人。在大家的欢迎之下，孩子们降临在这世上。这段历史告诉我们，只有提供了如此慷慨的支持，孩子才能长成一个完整的人。育儿本来就不只是亲生父母的责任，更是借助村子里人们的力量，也就是当地社区的力量，大家齐心协力共同承担的责任。这种传承的风俗教育了我们应该如何养育孩子。

然而另一方面，日本还有一段在孩子出生后就立即将他杀死，即所谓"弑子"的黑暗历史。这种风俗据说一直持续到明治三十年代左右，在江户晚期最为流行。据说当时民生窘迫，人们如果多生孩子就会导致整个家庭难以度日，因此才被迫杀死自己的孩子。

与现代生物学意义上认为生命一诞生即为人的观念不同，当时的人们认为孩子出生后经过喂奶、命名、穿衣等仪式之后才能成为一个人，所以他们觉得杀死刚生下来的孩子并非是伦理上的恶事。

另外，人们认为，人哪怕死了也终究会复活，因此弑子只是一种将孩子一时归还给神的行为，并将其称为"还"或"回"，有的地区甚至还有"去摘艾草"或是"去捉泥鳅"的说法。

尽管如此，父母对亲生孩子的怜爱应该是亘古不变的，我们可以在传承的风俗中感受到过去的人虽然把孩子暂时"送回去"，但内心一定盼望着他能回到自己身边。

带来幸运的神

调查过去的习俗时，我发现在那些古老的村落社区里，人们在迎接新生儿方面积累了智慧，并饱含感情，这种思想是植根于他们内心的。那个时代的人们又是如何对待残障儿的呢？我来到大学的研究室拜访了 B 教授，他是这方面造诣颇深的民俗学家。这位教授也是柳田国男教授的直系弟子。

B 教授说："说到残障儿，最古老的例子就是《古事记》中提到的'蛭子神'了。"

蛭子神出现在《古事记》上卷开头的"诸岛之生成"神话中。这个传说是以人的维度来改编的，讲述的是男性伊邪那岐和女性伊邪那美交媾、生育的故事。

伊邪那岐问伊邪那美："你的身子是如何长成的？"伊邪那美回答说："我的身子都已长成，但有一处未合。"伊邪那岐道："我的身子都已长成，但有一处多余。想以我所余处填塞你的未合处，产生国土，如何？"伊邪那美答道："好吧。"于是二人立下约定。

他们到了约定的地方，伊邪那美先开口说："啊呀，真是一个好男子。"随后伊邪那岐也说："啊呀，真是一个好女子。"说罢，伊邪那美又说："女人先说，不好。"即便如此，他们还是开始行闺房之事。

下一段中，蛭子神便登场了。

"生子水蛭子，将此子置芦舟中，舍使流去。其次生淡岛，此亦不在所生诸子数中（不算作他们生的孩子）。"

"第一个出生的孩子没有四肢，长得扁扁的，像一只水蛭，二人把他放在芦苇船上遗弃了……这就是事情的经过。"

《古事记》中继续写道，伊邪那岐和伊邪那美二神商议，由于他们所生之子不尽如意，于是前往天神处请教，天神占卜后昭告他们："因女人先说，故不良，可回去再说。"他们按照指示又做了一遍，于是形成了淡路岛，接着四国也诞生了……就这样，国土慢慢形成。

《日本书纪》中也有提到过蛭子神，书中写道，蛭子是二神生下来的第三个孩子，三岁还不能站立，因此他被遗弃了，"放在天磐豫樟船上随风漂流"。

神话中蛭子神的登场仿佛描绘了歧视残障儿的原点，蛭子神到底是什么？为什么在《古事记》中他是第一个孩子，而到了《日本书纪》中则成了第三个孩子？关于这些问题，专家学者有多种解释，所以叙述的时候不得不谨慎一些。

"不过，后来为了祭拜这个顺水漂流、被遗弃的蛭子神，出现了惠比寿神。人们虔诚地相信，为了带来福气，惠比寿神特地从海的另一边赶来。这就是惠比寿神信仰诞生的传说。直到现在，惠比寿信仰在日本很多地方依然流行，这种信仰的起源可以追溯到有关身体残障的神的传说。"

《广辞苑》中对蛭子的释义是："伊邪那岐和伊邪那美二神所生的第一个孩子。据说他三岁时腿还站不稳。自中世纪以来，被尊崇为惠比寿。"而"惠比寿"的释义是："七福神之一，原为兵库县西宫神社所供之神蛭子神。它是海洋、渔业、商业等产业的守护神。它的形象被描绘成头戴风折乌帽子①、钓着鲷鱼的样子。据说他三岁之前不能站立，身子有残疾，因此被用作形容变形或不正常的东西，还有祈求福神保佑时，放在其他词语之前的用法。"

从惠比寿神的信仰可以看出，旧时日本人对神灵有一种敬畏，认为神灵是以与人类不同的形态出现的，而形态异常的东西具有超越人类的、不可估量的能力，他们比人类更接近神灵。这种自古以来存在于日本人心中的敬畏之心，也许和人们如何认识残障儿有着密切的联系。

B教授继续说道："比如说那个大脑袋的福助……"

家庭和村庄的繁荣

在江户时代，作为能使生意兴隆、家庭兴旺的人偶，"福助"颇受欢迎。人偶的原型据说是一个真实的人，他出生在摄津国（现在的大阪府和兵库县一带），在江户时代成为富翁，但他是一个脑袋大得有些异常的残障儿。根据现代医学的诊断来看，他应该患有脑积水。

"福助人偶作为一种带来好运的东西，之所以如此受欢迎，是因为人们的潜意识里认为畸形的东西具有超越普通人的能力，日本的很多习俗中都有类似的信仰形式。比如'独脚稻草人'是山神的化身，我想，这也是这种信仰的表现之一。"

---

① 即被风吹折的黑色帽子，由和纸或薄绢制成。

据教授说，日本东北地区的很多地方都存在"有残疾人的家庭或村庄定会繁荣"的说法，特别是在山形县，人们把智力障碍的人称为"宝叔"或"宝婶"，认为其家庭一定会兴旺发达。

如今，在石川县的一个村子里流传着这样一个传说，据说智力障碍者下辈子会化作鲸鱼投胎到村子的沙滩上，以报答前世村民的恩情和关爱。因此，村里的人如手足一般对待智力障碍者，整个村子一起负责照顾他的起居。在那里，鲸鱼又被称为惠比寿，被视为保佑渔业丰收之神。

根据一九八三年的问卷调查报告《福子的传承》（大野智也、芝正夫）记载，残疾人被认为能给当地带来财富和好运，被称为"福子""福虫""宝子"或"福助"等，受到人们善待。这种称呼从北部的秋田县到九州各地都广泛存在，在关西地区尤为密集，而从东北地区到关东地区的太平洋沿岸则没有任何记录。

在某物件与家族兴衰相关的民间传说中，还有座敷童子和龙宫童子的故事。其中，新潟县南蒲原郡流传的龙宫童子的传说大致情节如下：

有一个穷小子每天走街串巷卖花，只要有剩余的花，他就会扔进河里献给乙姬①。有一天，他像往常一样卖完花回家时发现河水泛滥，无法过河。正当他面露愁容的时候，脚下突然出现了一只大乌龟，仿佛在催促他赶快骑到龟背上。他骑上去后，乌龟什么也没说便出发了。那人诧异道："这是哪里？"乌龟回答说："你经常给乙姬献花，所以她要特地

───────────

① 日本古代神话传说《浦岛太郎》中的登场人物，龙宫的公主。

感谢你。"到了乙姬的宫殿后，她开口道："我给你一个男孩。这孩子流着鼻涕和口水，但如果你好好照顾他，他就会实现你的所有愿望，你把他当自己的孩子吧。"于是，他带着这个名叫东侯的孩子，骑在乌龟的背上回去了。

后来，男子只要请求东侯，东侯便三下五除二做出了一间房子，然后是一块毯子，再是一件和服……他想要什么，东侯就一一满足他的愿望，甚至还给他变出一个千两箱[1]。男子用这些钱放债，变得非常富有，就这样过了大约五年，男子经常到访别人家，而且每次都带东侯一起去，可是东侯实在是太脏了，于是有一天男子对东侯说："你擤擤鼻涕吧。"东侯道："擤不了鼻涕，口水也擦不了，换不了衣服。"男子实在不知道该拿他怎么办，终于有一天对东侯说："你有什么喜欢的东西吗？"东侯答道："什么也不想吃。"男子只好说："好吧，我已经照顾你这么久了，你也差不多可以给我点自己的时间了，回去吧。"东侯答道："好吧，那就这样吧。"没想到他一走，屋子又变回了过去那副脏兮兮的样子，所有的东西，甚至连身上穿的衣服都完全变回了从前的样子。

据教授介绍，正如这些传说那般，从前的人们不仅认为残障儿是带来好运的生命，还认为他们是介于神与人之间的存在。

例如，每年六月二十日，京都鞍马寺的毘沙门堂都会举行砍竹子的神圣仪式，也就是所谓的伐竹节。这个仪式以智力障碍者

---

[1] 江户时期存放硬币的箱子，一箱能放入一千个小判（当时的流通货币）。

为中心，称他们为"祈福童子"，大家在周围一边诵经，一边引导他们进入被催眠的状态，目的是祈祷一整年无灾无祸。

教授说，当地对那些成为祈福童子的智力障碍者给予了照顾，还有记录显示曾有人在寺庙里过了一生。

"换句话说，现在被称为残疾人的那些人在过去被认为是能听到神的声音的人，是存在于神和人之间的人，拥有特别的能力。现在一说到智力障碍，大家只会想到他缺少些什么，但在过去，社会普遍认为这是一件积极的事情。大家认为他们是一种广义上的神。正因为有了这样的人，老百姓才得以安居乐业。"

生活在现代社会的我们，应该如何看待这种起源于物质生活贫乏的过去，从人与人之间、祖辈与父母之间、父母与子女之间流传下来的民间传说的寓意呢？

如今，我们把残障儿看成是不能直接产生任何价值的、没用的、麻烦的人，把生来就有残疾的孩子看成是一种不幸，与这样的孩子共同生活等同于给自己带来不幸。当我们把现在的情况与那些传说中的世界进行对比时，我们可以清晰地看到一幅现代人的自画像——在这个世界里，人类相互帮助、一起生存的共同体已经被瓦解，每个人都孤独地活着，只为保护自己和家人的利益而奋斗。如果昔日那个欢迎残障儿，并把他们当成"有福之子"的社会再度复活，我们的生活也许能更有人情味一些。想到这里，我不禁觉得当今这个时代其实是贫瘠而又令人痛苦的。

— 一条命是由其他生命共同维系的 —

东大学生和女教师

在思考"生命"议题时，还有一位女教师给我带来了启示。她就是奥地圭子，此前一直在东京江户川区的一所公立小学任教。我之前就通过教育专业期刊《人》（太郎次郎社）听说过她，了解到她在社科课上和学生讨论有关"生命"的话题，我想亲自去旁听一次。

机缘巧合之下，我来到了她的课堂。

实际上，从一九八四年十月开始，我就被请到东京大学教育系担任兼职讲师，每周讲一次课，每次两小时。来自教育系的听课学生比较少，大多数都是法学院、经济学院、文学院和工程学院的三四年级学生。

本来，像我这种记者是不可能像大学教授一样站在讲台上的，校方之所以让我来讲课，是想让学生们透过记者的视角了解实际采访中的真相，谈谈孩子们面临的现实状况。因此，我不仅具体地讲述了采访的实际情况，还把各位被采访者请到了课堂，让他们在学生面前讲述自己的亲身经历。换句话说，这是一场报告式的讲座。

作为战后教育转型的见证者，我邀请了实际在学校任教的老师。爱媛县是日本最早实施教师工作评价的地区之一，有一位教师因为反对工作评价而从副校长被降为讲师，他虽然受到了不公正对待，但直到职业生涯结束时也没有停止反抗。我特地把他请到了东京。

为了探究促使教育领域转型的重要因素之一，即经济状况带来的影响，我还邀请了一家大型汽车厂的一线工人和银行职员来到东京，他们根据自身经历，就当时的合理化现象和工人被迫陷入的窘境发表了讲话。

在讲座中，我分享了我在《为了生命闪耀之日》系列连载中的采访经历。我想让学生知道，现代人选择生命，有时甚至对个别生命进行"废弃处理"，以及人类在现代"异化"问题的影响下变得不惜抛弃生命，这些行动的背后究竟存在着怎样的价值观。

作为拓展内容，我邀请了奥地老师作为嘉宾来做讲座。这堂课上，她给东京大学的学生们上了一堂名为"生命的诞生——地球与人类"的社会课，这堂课的授课对象原本是小学生们。

在奥地老师写的课堂笔记中，她解释了自己给孩子们上社会课的意图——

说起亚马孙，我们对它的印象是，一片面积为日本国土面积几十倍的茂密森林。

然而，在二十世纪八十年代的今天，这种印象已经需要修正了。不知是因为开发还是砍伐，人们陆陆续续地带走了这片土地上的绿色。NHK 电视台的纪录片显示，从卫星上可以看到很多光秃秃的土壤的颜色。不仅如此，开发森林的速度之快，让像北海道那么大的地方仅用了七八年时间就变成了一片寸草不生的荒地。在此影响之下，那里的气候也发生了相应的变化。

顺便提一句，非洲的饥饿问题并非源于持续干旱或当地官僚骗取供应物资，而是在"北方"向"南方"的殖民开发过程中，人们只推进有钱可赚的生产政策，使得大自然遭到了全面破坏，因此导致了如今的状况——当地的土质已经无法支撑畜牧业和农业的发展。

我们人类拥有核武器，只需轻按一下按钮，就能让地球上的生命灭绝六十多次。我们持续污染对生命来说如同子宫一般不可替代的江河、海洋、空气和土壤，制造水俣病[①]、四日市病[②]和酸雨。作为人类群体中的一员，我无时无刻不在以"教育"之名与那些承担未来重任的孩子们打交道，我衷心希望他们长大后能成为比我们成年人更有智慧的、真正意义上的人。

我认为，这种"智慧"的基础是"认识到生命的不可替代性和怀有对生命的感恩"。这里的生命不仅指人类的生命，还有动物、植物的，甚至是土壤中看不见的细菌的——我们要秉持与所有生命共存的态度。

人类发展的科学已经明确了人在生存过程中所有的活动

①世界上最典型的公害病之一，致病因为汞中毒。该病因最早发生在日本熊本县水俣湾而以此命名。
②亦称"四日市哮喘"，一种以阻塞性呼吸道疾患为特征的公害病，主要症状为支气管哮喘。该病因最早发生在日本三重县四日市市而以此命名。

都离不开与其他生命的联系。然而，在生命的历史长河中仅
仅算得上是新人的人类，凭借核武器的大量开发，变得能够
将这个星球上的所有生命连根拔起并毁灭他们。在我看来，
如果不质疑这一点的话，任何文化、任何教育都没有意义。
这就是我们所处的时代。

——《人》一九八五年二月号

这堂生命课的主旨和《为了生命闪耀之日》系列连载的主题
有着诸多联系，同时还是让东京大学学生从另一个角度思考生命
之不可替代性的素材。

虫子、植物和人类

讲座当天，应我的要求前来做讲座的奥地老师带着一个大大
的购物袋出现在教室里，里面装满了她在课堂上经常使用的道
具。我向学生说明了请来这位嘉宾的缘由后，她站上了讲台。

"我并不是来给大家传授知识的。我认为知识并不意味着记
住什么或扩大知识面。重要的是通过知识的获取能培养出什么样
的心灵。我今天讲的内容是针对小学生的课程，但我想无论是小学
生还是大学生，学习这堂课时的想法和心灵都应该是相通的……"

说了几句简短的开场白后，老师立即开始上课。这堂有关生
命的课大致分为三个部分，第一部分是让学生明白人类的衣、
食、住、行、呼吸等维持生命的基本行为都离不开其他生命体的
支持。因此，课堂一开始便从"大家今天中午吃了什么"这个问

题来研究日常食物的素材。

"大家都吃了什么？有人愿意回答吗？"

学生们也许觉得有些尴尬，他们与小学生不同，根本没人接话。过了一会，他们终于在黑板上列出了"拉面"等一些食物的名字。

"拉面里面都有什么？面条、竹笋、汤、大葱……那么，面是用什么做的呢？对，是面粉。那汤呢？酱油、盐、肉汤……酱油是用什么做的？对，是由大豆制成的。通过这种方式，我们逐一思考食物的成分里是否有生命。其次，我们还要看看人以外的动物，比如狗、猫、家禽、鱼等，它们吃的食物里是否有生命。那么植物呢？说到植物吃什么，孩子们的意见总是会发生分歧。土壤是植物生长所必不可少的，那土壤里到底有没有生命呢……"

据老师介绍，生物学家在调查长野县某地的土壤成分时，发现每平方米的土壤中有三百六十条蚯蚓、蜈蚣等大型生物，二百零二万八千只飞虫、螨虫等中型生物，每克土壤中还有一亿多个更小的微生物……通过这则报告我们可以得知，土壤里其实包含着数不尽的生物：蚯蚓等生物将土壤翻开后混入空气，微生物吃掉土壤中的腐烂枯叶并排出排泄物，在土壤中制造营养物质。这样的循环证明了植物赖以生存的食物也是有生命的。老师如此帮助学生们加深理解。

除了食物之外，人类在衣住方面也一直依赖其他生命，那么空气又如何呢？

"空气与生命有关系吗？一开始，地球上存在的气体无法供生物呼吸，但大约在三亿五千万年前，自从植物在水边诞生后，它们便花费很长的时间从叶子中释放出氧气，这就制造了地球表面可以供人类呼吸的空气。大家请看……"

老师随即展开她做的一张大大的圆形纸，上面画的是直径一米的地球。

"地球的半径约为六千三百千米。上面覆盖的空气——不是平流层，是我们能呼吸的空气——大约有二十千米厚，如果你把它画在圆形纸上，它只有一道马克笔那样很细的一条线，真的是非常非常细。然而人类每天都在以比植物制造气体快得多的速度污染它。这层空气是由各种生命花了很长时间创造出来的，如果从我们每天摄取食物的角度去延伸思考，你就会明白，一条命只有在其他生命的共同维持下才能生存。"

我们这些傲慢而不敬的人类

课程进入第二部分。这一部分的主旨是让孩子们在回顾生命历史长河的同时，明白人类是无数生命经过累积之后，最后才登场的"新人"。

"首先，我们要追溯到自己是谁生的这个问题，然后再往前追溯很多代——父母生了我们，祖父母生了父亲，外祖父母生了母亲等。学者们关于人类生命是从何时开始出现的还没有定论，但大致结论是在两百万年以前。为了让孩子们理解这个时间概念，我做了一个年表。请帮我拿一下这个。"

老师拿出一卷长长的纸，上面的一米表示十万年的长度。学生们将那卷纸在教室里以顺时针方向传递，直到最后展开了纸的尽头。它代表着现代。

"绿色部分是猿人时代，红色部分是北京人①等开始使用火的猿人时代，黄色部分是以尼安德特人②为代表的史前人时代（这时已经出现了语言）。而紫色部分是智人时代。就这样，人类生命更新交替、生生不息。在生命长河不断流淌的尽头，终于出现了现代人类，然后是我们这代人。通过这样的解释，我在课上让孩子们理解生命的脉络。"

收起那卷长长的年表后，老师又从袋子里拿出了一张年表。它追溯了生命本身的起点，年表上的一米表示一亿年。

"请大家拿着这张年表往后传。麻烦帮我一下。对，继续往后传。"

年表绕着教室转了两圈半。这卷纸的长度足足有四十五米。也就是说，无论是儿童还是大人都能直观地看到四亿五千万年前距今有多远，那是久远得难以想象的年代。与四十五亿年前地球诞生、三十五亿年前海洋中首次出现生命的时间相比，人类从出现至今只不过区区两百万年时间，在这张卷纸年表的最末端只有两厘米长。看到这，孩子们一定会无比惊讶吧。

老师通过展示科学预测图幻灯片的方式，进一步说明了从以最早的生物化石为基础的海底景象开始，到人类首次登场这段长时间里生命发生的变化。老师接着说道：

如果我们梳理生命首次出现以来这段漫长的生命史，就

---

① 亦称"北京猿人""北京直立人"，是生活在更新世的直立人。一般认为其生活在距今约五十万年前。
② 简称"尼人"，常作为人类进化史中间阶段的代表性居群的通称。

能发现人类其实是最近才出现的"新人"。

然而，我们人类作为"新人"，明明在其他生命的支撑下才得以生存至今，却变得傲慢不逊，发明了能将地球上所有生命连根拔起、灭绝消亡的核武器。这种力量不仅能够摧毁人类，还能摧毁整个悠长的生命历史长河。我想让孩子们了解并思考我们所处的时代，因此，在课堂接近尾声时，我会给孩子们播放去年（一九八四年）NHK制作的纪录片《核战争后的世界》。请帮我打开开关。

在老师的示意下，我按下了摆在教室角落里的放映机开关。

这段纪录片向人们展示了美国、苏联两国科学家所预想的全面核战争后的世界。屏幕上显示的是核武器的巨大破坏力和整个世界进入"核冬天"后，所有生命纷纷走向死亡的场景，阴郁的背景音乐回响在教室里。不知听了生命课的孩子们在看了这段纪录片之后，心里是什么滋味。他们大概不需要再听任何解释就能明白了吧。

所有的生命都归于虚无后，世界将呈现一幅怎样的景象？那时，我已经无法理解生命的不可替代性，已经无法用双手去衡量生命的重量，我们将会面临精神世界的荒芜。我的眼前渐渐浮现出这样的景象。

为了使地球上的所有生命都闪耀光芒，我们现在到底能做什么呢？

受到一位女性的启发

正如我在前言中所写的那样,《为了生命闪耀之日》是共同通信社刊登的《日本的幸福》系列连载的第五部。

这套丛书是从第一部《妻子们的思秋期》连载开始的。在第三部分,我以日益增加的老年痴呆症患者问题为焦点,写了一些家庭主妇在照顾老人时面临的困难(该书后来以《燃烧未尽的晚景》为题出版)。

在采访过程中,我遇到了一位与患有严重痴呆症丈夫同居的女性。她的丈夫以前是一家大公司的高管,但自从退休后身体急剧恶化,现在像植物人一样每天只能躺着,丝毫没有康复的希望。虽说妻子照顾丈夫是天经地义,但对这个五十多岁的妻子来说,无论是作为女人还是作为一个人,她明明有能力追求更多可能性,然而现在她只能二十四小时看着丈夫,把所有的精力都用在了照顾丈夫上。

这位妻子仿佛在一条永远看不到尽头的路上默默地走着。当听她说起现在的心境时,我得到了一个启示,那就是这位妻子的心情已经升华为"对生命本身的悲悯之情",这种感觉甚至超越了夫妻之情或女性的情感。

从文中可以看出，我之所以决定写《为了生命闪耀之日》这本书，是因为我偶然遇到了残障儿的生死问题，但其实在采访患有痴呆症老人的过程中，那些妻子们对我说的话也成为我思考"生命"问题的基础。

之前，我如是写到和那位妻子见面时的场景：

我来到了K先生位于湘南海岸附近高级住宅区的宅邸，按了一下门铃，不久就听到大门打开的声音，一位姿态优雅、头发花白的女性一路小跑过来给我开门。她就是K先生的夫人。

这位夫人带我来到会客室，透过窗子能看到园子里的绿意正向外蔓延。在她离开房间后，我陷在柔软的沙发里，开始欣赏房间里的饰品。

"哇，哇，哇……"

忽然，我听到了一阵猛兽般的叫声。那声音似乎是从会客室走廊对面的里屋传来的。

当夫人端着茶水回来时，那个沉默了一段时间的怪声又响了起来。

"他一整天都这样。是的，那是我丈夫的声音。他好像在说些什么，但我完全听不懂。"

据她介绍，K先生已经完全进入痴呆状态，卧床不起，一切生活起居都需要有人护理。

老年痴呆的原因，除了最常见的因脑血管疾病引起之外，还有由于脑萎缩引起的，现代医学至今还没能找到确切原因。K先生的症状据说就是由脑萎缩引起的老年痴呆。

"我丈夫原本字写得很好，但有一天我看他写的信突然觉得有些奇怪，信上的字歪歪扭扭的。现在看来，这应该是最初的信号。"

日子一天天过去，他的言语和举止越来越奇怪。早上换衣服的时候，他没法把手和脚从内衣和衬衫袖子里伸出来，领带也不会系。这位夫人在他的衬衫右袖上缝了一个红色的圆形记号以帮助他辨识左右，但即便如此，他还是不知道怎么穿，后来甚至穿上裤子之后才穿内裤，或者把脚伸进衬衫里。

"刚开始的时候，他的行为只是慢慢发生变化，但后来情况急转直下，症状一天比一天严重。当我强行带他去看医生时，他甚至连自己的名字都写不出来了，很明显得了老年痴呆症。后来，他连手都不会用了，所以吃饭的时候我不得不用勺子喂他。再后来，他渐渐说不出话来了，一个词都说不出来，就只会呜呜啊啊地叫个不停。"

他因不明原因的高烧在床上躺了将近一个月后，已经没法靠自己的力量站起来了，从此以后便一直卧床不起。

"有一阵，他就像刚才那样从早大声叫到晚。我一直睡不着，累得筋疲力尽，好在现在他晚上能睡觉了。但奇怪的是，他安静地睡着时我明明可以松一口气，但我又开始担心他是不是还活着。"

K先生今年六十八岁。一般来说，这个年纪还不至于患上老年痴呆症。但谁能想到，他现在每天像动物一样叫唤，痴呆得如此严重呢？

　　就在太平洋战争开始前，K先生从大学工程系毕业后，立即入伍参加了空军。他大学时期的许多好友都死在了战场上。他在旧制高等学校①度过了青春年华，那时他最要好的朋友后来在南方的一个小岛上饿死了。

　　这位夫人告诉我："很多和他关系要好的人都死了，这对他的打击很大。"

　　复员后，他进入一家大型造船公司担任工程师。

　　战争中遭受重创的日本造船业后来得到重建，称霸世界，整个过程仿佛是日本经济急速增长的缩影。而K先生则是在此进程中一直冲在第一线的战士。

　　"别说周六了，就连周日他基本都要上班，一个月大概只能休息一天。听说船的交货期都撞在了一起，他们一直在赶工期。那段时间，厂里陆续有很多船下水，他精力最旺盛的时期刚好是造船业最兴旺的时候。他总是在第一线指挥工作，并且感受到了这项工作的重大意义，但他的工资倒是没好到哪里去。"

　　从造船部调到石油部后，他多次前往海外长期出差，不断提高自己的业绩。

　　就这样，他从总厂厂长一步步晋升到了总公司的核心部门，直到六十岁退休，一路成就辉煌。然而，当他退休后被调到一家小的关联公司后，太阳突然开始落山了。

---

　　① 指日本在一九五〇年前为充实和加强国民道德教育而设的高等普通教育学校，教育程度相当于现代日本的高中至大学低年级之间的过渡期，即大学预科。

这位夫人说："现在想来，调到关联公司后，他的工作比过去清闲多了。可就在那个时候，他开始出现了痴呆的迹象。"

许多挚友接连在战争中死去，祖国也战败了，K先生是其中的幸存者。他是如何在战后的废墟中努力活下来的呢？现在回想起来，当他面对内心深处莫名的空虚时，他似乎只是一头扎进工作中去，仿佛想要通过疯狂的工作来忘却一切。结果，国家富强了，公司也兴旺了，但与此呈现强烈对比的是这个仍然躺在破败废墟之上的男人。战争期间，女人们拿着千人针①站在大街上，制作慰问包送到战场，在兵工厂做动员工……经历了军国主义时代，当时的女孩们后来都纷纷通过包办婚姻成为妻子和母亲，她们全身心地投入到保护丈夫和孩子的工作中，贯彻"防线守卫"政策②。而现在，她们面对丈夫的悲惨处境，仿佛是在为当时的灭私奉公付出代价。夫人们到底是以怎样的心态来说服自己接受丈夫，与其共度余生的呢？

"他刚开始出现痴呆症状的时候，我的第一反应是真讨厌、绝对不想看到他的那副样子、想要拒绝，当时的我怎么也不能接受。"

"而且更让我气愤的是，我曾幻想着等到他退休后两个人一起做各种事情，我想跟他一起去国外旅游……但是梦想

---

① 二战期间在日本流行的一种民间信仰，妇女将线缝在布片上并打结，由此做成护身符来祈求士兵在战场上安全无事。

② 指通过保证武装部队资源和物资的供应，来支持战争的胜利，不直接参与战斗的政策。

这么快就破灭了。他为什么这么早就得了痴呆症！我很生气，不想接受现实。我甚至还对他说了一些狠话，比如'同龄人明明都还好好的，唯独你成了这样，是不是你日常品行不端'，等等。"

"日复一日，状况越来越糟了。我担心的事情一件件都变成了现实。随着时间的推移，我渐渐觉得自己不能一直说那样的话。"

"而且，我也不知道怎么形容。我丈夫健康的时候明明不是这样的，但是自从得了痴呆症以后，没有我的帮助他简直活不下去，我觉得自己就像在照看一个孩子。他就像一个什么都做不了，只能靠母亲来守护自己的小生命，我内心逐渐产生了对那个生命的怜悯。这是我从来没有想过的，但这种感觉越来越强烈了。"

"因为时代，我和丈夫的婚姻是由父母决定的，所以我们之间基本没吵过架，一直是若即若离的状态。但是，当我老公变成这样之后，我觉得我对他的爱变得更深了。"

当丈夫不再是丈夫，而是回归到一个活生生的人的时候，妻子心中充满了对生命本身的怜悯——这大概就是"爱"的意义。听着她的讲述，我觉得正是这种"爱"支撑着夫人，让她在别人看来似乎是深不见底、走投无路的生活中一直无怨无悔地为痴呆丈夫默默付出。

然而，后来回想起这件事时我才发现，一方面，丈夫的生存有赖于妻子对他的奉献，但实际上，当丈夫回归为一个纯粹的生命时，妻子反而受到了这个生命本身的鼓励和支持——我当时还没有意识到照顾者和被照顾者之间发生的关系反转。直到后来，我开始记录残障儿与照顾他们的父母之间的关系时，我才开始思考照顾者与被照顾者、支持者与被支持者之间的关系反转。

总之，我从这个照顾痴呆丈夫的妻子的经历中得到了启示，这个启示帮助我进一步接近了"生命"这个主题。

当然，如果从这位以工作狂的妻子的身份奉献了自己的一生，在照顾卧床不起的丈夫的过程中一步步迈向老年的夫人身上得出这样的结论——"妻子侍奉丈夫是天经地义的"，"妻子对丈夫无悔的奉献之美"，"贞洁顺从是日本妻子的美德"，等等，那当然是一种误导。对丈夫的爱让她从妻子这一身份中解脱，成为一个拥有自由的、活生生的人。

另一位女性

当我在思考生命这个主题时，我在一本杂志上无意间读到了下面这段话，被深深吸引了，感觉自己好像又得到了启示。这段文字呈现了一个我从未接触过的世界：

> 直到今年八月，距离当年五十多名家长在东京一所高中租下一间会议室，成立"先天性肢体残疾儿童家长协会"，已经过了八个年头。
>
> 当天虽然正值盛夏，但孩子们却穿着长袖，手指上缠着手套或手帕，从这幅景象中能够清楚地得知协会的活动内容。

先天性肢体残疾儿童是指出生时手脚就有残疾的儿童，他们的腿部和手指缺失或畸形，这也就是所谓的外表畸形。

大多数人想当然地认为他们的孩子生来就是健康的、四肢健全的。就算世界上每几千个孩子中就会有一个残障儿，我生的孩子也不会这样，更不要说被称作"畸形儿"那样手脚不健全的孩子了，这种事情一定不会落在我头上——人类总是抱有一种奇怪的乐观主义或者说是傲慢的态度，认为自己一定是最特别的那个。

假设一对男女毫不知情地生下了一个显而易见的畸形儿，这对夫妇凭借他们过往的人生经验无法面对现状，因此陷入混乱的状态中，以至于整个家庭的根基都被动摇。这时，面对他们的孩子，这对父母不得不对当下的生活方式和未来该如何生活作出解释。

没关系，不管手指是两根还是三根，这个孩子的价值永远不会改变，我们只要关注他的个性就好了。对孩子来说，他天生的样子就是这样，只要大家都接受就可以了——能从一开始就接受孩子怪样的夫妇并不多，更何况社会也不这么看。

这样的孩子怎么能活得开心呢，多可怜的孩子啊……大多数有了残障儿的夫妇都会这样唉声叹气，担心外人的目光，经过很长时间才能逐渐发掘孩子的可爱之处。

参加家长会的大多数父母都有各自的苦恼，但他们还是希望把孩子培养成开朗而无忧无虑的人。他们下定决心，当外人用好奇的目光盯着孩子时，一定要挺起胸脯说"我家孩子只是不巧有残疾，但他是最珍贵、最可爱的孩子"，并认真地向大家说明先天残疾儿童的问题。

虽然家长会以此为出发点，但家长们担心的并非只是残疾带来的身体功能问题和外表问题，还有对孩子心理健康的影响，这一点是无论怎样下定决心、宣传家长会口号都无法解决的难题。我们的生活离不开与周围人的联系，我们在很大程度上受到整个社会价值标准的影响。

在极端情况下，甚至有父亲作出令人如此悲痛的反应——有一位身为知名公司业务精英的父亲，当得知自己的孩子患有先天性肢体残疾时，对妻子大发雷霆，说自己的人生完蛋了，事业也完蛋了，此后几个月都没有抱过孩子。还有一位父亲，因为害怕同事发现孩子的事情，不得不离开公司宿舍。有的人把妻子和孩子留在家里，自己回了老家。还有的人单方面责怪妻子，说生出这样一个残疾的孩子都是她的错。当然，也有母亲抛下孩子离家出走，但在大多数情况中，即便二人没有离婚，孩子的出生也导致了夫妻的关系出现裂痕，这时往往是父亲那方——不光是出于胆小或不负责任——显现出个人素质问题。

为什么他们不能坦然接受孩子的残疾？他们最在意什么？为什么生了一个残障儿就不能在工作中出人头地？为什么男性的雄心壮志仿佛被摧毁一般？为什么只能把残障儿的出生看成是消极的事？

如今，世界上充斥着这样一种观念：每个人都应该秉持同样的标准，肩负同样的正义感，朝着同样的目标高效率地做同样的事情。残障儿天生就与肢体健全的人不同，他们似乎已经脱离了这个世界的轨道，被视为特殊群体。医学技术

的发展，使得母亲在怀孕时就可以检查出孩子是否有先天性
畸形，如果发现是残疾胎儿，就可以进行流产手术——这些
孩子的处境越来越严峻了。

现代社会中，包括体外受精在内的生命操纵和标准化技
术越发普遍，保护残障儿基本上仅靠个人的生命观和价值
观，以及是否具有反抗社会潮流的勇气。我希望父亲们也能
贡献出自己的力量。我想让他们意识到面前的事实——他们
为了逃避生活而一头扎进工作，把自己弄得疲惫不堪，以至
于无暇顾及孩子，导致孩子的生活空间越来越小。

——月刊《总评》一九八三年九月号

我是偶然间读到这篇文章的。读完全文，我仿佛从中得到了
启示。

"原来如此。原来还有一个这样的世界。这里仿佛埋藏着我
一直想要寻找的线索。"

如果让我用语言来表达当时的想法，那大概是类似的呓
语吧。

文章最后的落款为"先天性肢体残疾儿童家长协会·野边明
子"。我马上联系了这位野边女士，约定好在她所在城市的一家
咖啡店见面。

正如文章中提到的，野边女士自己就是一个先天性肢体残疾
孩子的母亲，她动员境遇相似的家长一起成立了家长协会，并作
为中心成员一直活跃于其中。正如她在文中写到的，家长协会成
立的初衷是"把孩子培养成开朗、无忧无虑的人。家长们下定决
心，当外人用好奇的目光盯着孩子时，一定要挺起胸脯说'我家

孩子只是不巧有残疾，但他是最珍贵、最可爱的孩子'，并认真地向大家说明先天残疾儿童的问题"。然而问过才知道，野边女士说她和大多父母没有什么不同，在适应这个状态之前，也经历过一段黑暗的绝望期。在孩子出生后的两年时间里，她总是会竭力掩饰孩子的残疾，不让外人看到。

如果观察父母在接受一个天生重度残疾、缺少手脚孩子的情绪历程，我们可能会发现一些有价值的线索。这些线索将有助于我们理解现代社会的生命观，并对自己的生活方式提出质疑。听了野边女士的话，我觉得自己采访的方向逐渐明晰了。

当我把报道范围扩大到先天残疾和难治疾病的儿童后，我偶然得知了本书开头提到的唐氏儿的事件。

在撰写系列连载时，我们一般情况下会先确定中心主题，然后根据主题进行采访；当收集到主题所需的材料后，再把问题梳理出来；有时还要学习必要的知识，进一步进行补充采访；决定了整体结构之后，最后才开始写作。就我们共同通信社的记者而言，按照惯例，大家一般会提前通知要投递文章的报社，提前告诉他们系列连载的内容、篇数以及编辑所需的其他信息，除非手头有足够的材料可以总揽文章的全部内容，否则我们是无法提前通知报社的。

然而在这次采访中，我们无法预测孩子的明天会发生什么，每天的情况都在变化，谁也无法预知未来。可是每当我想到孩子的生命可能消失在我眼前时，一种紧迫感便油然而生，心想必须现在就把情况报告给大家。于是整个采访过程的节奏就变得颠三倒四。

以护士的信为线索，我紧锣密鼓地完成了所有报道，从零开始撰写连载。一旦开了头，就不可能停下了。于是日复一日，我一边赶着去采访，写下一些我目睹的情况，一边密切关注着宝宝的健康，跑去采访，再问宝宝的情况……我迫不得已地重复着这个过程。

虽然我觉得不应该轻易使用"奇迹"这个词，但那个唐氏儿仅靠静脉点滴就活了那么久，这简直是一个奇迹。在她强大生命力的支撑下，我们充分利用那段时间慢慢找到了接近"生命"这一主题的方法，并一点一点地扩大自己的视野。不可思议的是，就在我们逐渐深入主题，终于进入《和Ｘ先生的对话》这一章节时，孩子却与世长辞了。

高中生们的发言

《为了生命闪耀之日》在报纸上连载的同时，如文中所述，我们收到了许多初、高中生的投稿。他们用自己的方式非常认真地思考了这个严肃的主题。那时我还了解到高中生文化研究会出版的期刊《高中生的思考》（一九八三年五月号）上曾刊登过一篇专题文章，收集了高中生们对"如果生了一个残障儿"问题的看法。由于这本期刊的读者似乎是高中生之中对社会问题感兴趣、比较认真的那类学生，因此单凭这篇文章可能难以衡量一般高中生的认知程度，但多少可以作为一个参考指标。经编辑部允许，我想介绍其中一部分内容。

Ａ："如果你的孩子有畸形，你会怎么做？"

B："我不知道。"

A："要是我的话，就会杀了他。"

B："那也太可怜了吧。"

A："为什么？如果你考虑孩子的将来的话，让他死去才是为他好。"

B："可能是吧。"

A："一定是这样的，那个孩子一出生，我的不幸就开始了。为了一个活着也没什么用的孩子，我得受一辈子苦……"

B："把他送进福利院不就行了吗？"

A："可是，我可不想一个那样的孩子住在福利院里，还是让他就那样死去比较好。"

B："真的吗……"

二月底，一封对话信送到了高中生文化研究会。这是静冈的一个女高中生写的。她在附言中写道："这是现在的高中生讨论的内容。看了这段对话，大家有什么感想？"如上所述，对话内容相当残忍。但其中提到的问题其实有着很重要的内涵，那就是如何看待残疾人和如何看待人的问题——于是编辑部决定把这段对话发给主动向我们提出申请的监督员们，征求他们的意见。我们共收到二十五份报告（八份来自男性，十七份来自女性）。二十五份报告都写满了意见，看得出他们很认真地思考了这个问题。

这是个难题。因为难度大，所以大家的意见略有分歧。例如，京都久御山高中的加鹿裕子女士不辞辛苦地采访了三十名女生。她一上来就问女生们："如果发现自己怀的孩子是个残障儿，现在还有机会打掉的话，你会怎么做？"

女生们给出的答案是，五个人选择把孩子生下来，二十一人选择不生，四人选择不知道。

接下来的问题是："孩子出生后发现他有残疾，你会怎么做？"关于这个问题，二十六人选择自己抚养孩子，三人选择把孩子送进福利院，一人选择其他。读者觉得这个数字是令人惊讶还是在意料之中呢？加鹿女士在信中写道："我也有可能生下一个残障儿，令我感到意外的是，有五人竟然立即回答说，就算发现自己的孩子有残疾也不会堕胎。"

那么，其他监督员怎么看待两位女高中生的对话呢？果然，意见一分为二。一方面，有十五人对谈话持批评态度，他们表示："都太过分了，这是绝对错误的行为。"另一方面，有十个人持同情、保留意见，他们表示"我可能也会这样做"，"无法否定这种行为"，"我也不知道自己会怎么做"。我们先来听听后者的意见吧：

残疾人也是人，他们也有生存的权利，我虽然想这么说，但是当想到这种事情落到自己孩子的头上的话……想到这里，我的看法可能就和高中生对话差不多了。我有一个亲戚的孩子是残疾人，照顾他的工作基本由比我大十岁的姐姐来承担。我的亲戚总说姐姐"真了不起"，我也觉得她很厉害。但姐姐难道没对自己的生活感到不满意，不想要尽快获得自由吗？虽然我知道她不是那种人，但我还是忍不住这样想，真是可悲。也许有一天她会改变主意吧？

——群马/Y.S.

Y.S.在报告的一角仿佛嘟囔般地用小字写道："如果是我，我一定会把孩子送进福利院。"然而，Y.S.并不是唯一一个"对将孩子送进福利院这件事表示焦虑"的人。

　　如果我的孩子有残疾，即便不杀死他，我也不想让外人知道，因此我会把他送进福利院。在高一的同和教育①课上，我读了赛珍珠②写的《儿子们》。这本书是一份抚养弱智女儿的记录，赛珍珠在书中说，她天使般的孩子教会了她"智慧不是人类的全部"。读完这本书后，我觉得它远离现实，有些过于理想化了。我认为赛珍珠和她的孩子都是真正善良的人，所以才能过得如此幸福，然而像我这样的普通人有可能成为如此善良的圣人吗？（我觉得不可能。）例如，我经常在城里看到伤兵乞求施舍，可是我内心完全不为所动。不过像我高中校长那样的人，他虽然因小儿麻痹症而身体残疾、四肢笨拙，但他是一个好校长，还写了几本教科书。

——兵库/K.I.

　　K.I.的"应该把孩子送进福利院"这个观点听起来很残忍，但其实他内心也在摇摆不定。他似乎想用伤兵的例子来表示他对痛苦残疾人的敬而远之，但他同时还写道，也有像校长一样令人敬佩的残疾人。

---

① 日本以部落解放为目的的教育。近年来，同和教育的主要目标是对全体日本人进行人权意识教育。
② 赛珍珠（一八九二至一九七三），又名珀尔·巴克，美国作家、人权和女权活动家，曾获诺贝尔文学奖，代表作为《大地》。

很多人表示不能否定高中生"杀了孩子"的意见，他们中甚至有人在来信中直接表达自己内心的动摇：

> 我觉得"杀"这个字有点极端。不过，虽然有些自相矛盾，但我觉得畸形儿出生后，在什么都不知道的情况下死去，这样会比较幸福。一个智力低下、缺乏生存能力的孩子，只会给周围的人带来麻烦。虽然我说这样的话可能会招致残障儿父母的反感，但正因为我不了解父母的感受，才能说出这样残忍的话。日本真的是个残疾人难以生存的国家。虽然将所有事情都归咎于政府是不对的，但是，就不能把花在国防上的钱用在社会上，就算分出来几分之一也好，让这个国家更加宜居一点吗？我只是说说而已，什么也做不了，但我希望今后能尽可能地帮助那些残障儿童。
>
> ——新潟/Y.S.

还有很多人指出社会对待残疾人的态度有问题：

> 如果生了残障儿就杀了，这未免太残忍了。但如果我有这样一个孩子，我可能真的会杀了他。在别人看来，我可能像个魔鬼吧。但就实际情况而言，我们生活的世界真的能让一个残障儿快乐地成长吗？为了发展军备而削减福利，人们对残障儿的态度依然冷淡。在这个到处讨好别人以谋求生存的社会中，大概只有傻子才会出于良心或爱心去抚养一个残障儿吧。写到这里，读过《考高生》的好学生大概会说，改变现实才是我们必须做的。也许是这样的。如果我们都这样

希望，现实也许会改变。但总的来说人心是不会改变的，世界上只要有求权贪欲的人，残障儿就不会快乐，而且弱者的地位会被越压越低。大家在无意识的情况下就接受了这个事实。虽然我们每个人都是善良的，但成为一个集体后就会产生集体的意志。虽然有些令人难过，但这难道不正是无可奈何的事实吗？

——爱知/T.W.

另一方面，有十五人从正面驳斥了高中生的对话，其中有人这样说：

我感到非常震惊。在日本，残疾人确实受尽歧视和冷眼，但我没想到竟然有高中生能用平静的语气说出"杀死他"这种话……就算畸形还是别的什么问题，每个人都有活下去的权利，这是不容外人侵犯的权利。在这段高中生的对话中，他们说这都是为了孩子着想，或者说如果一个残障儿出生，那他的后半生一定要受苦，但我却不这么认为。认为残障儿的出生是一种不幸的人，难道不是出于一种利己主义吗？在当今社会，可以说健全人几乎是残疾人的预备军。他们不知道何时会因意外而瘫痪，何时会受到水俣病等的侵害以及沙利度胺、氯碘羟喹等药物的坑害，任凭谁都无法保证安全。除此之外，健康的人还有可能变成残疾人呢。我想，健康的人，包括我自己，都已经忘记了这个现实。我认为大家必须重新审视对残疾人的看法。

——埼玉/K.W.

　　读了这段对话，我觉得这两个人看似在为孩子的未来考虑，其实是在为自己考虑。我想，一个真正的母亲是不会说出这样的话的。我的母亲就不会这样……其实，作为一个残疾人，直到几年前，我都一直在人生的十字路口彷徨。五岁的时候，我被诊断为内耳性听觉缺损，并被告知有70%的康复机会。我母亲很伤心，也许在我不知道的时候哭了很多次吧。即便如此，她还是抱着有朝一日我能痊愈的希望把我养大成人。两年来，我每天都去医院看病，每次检测听力都在标准以下。那时，我开始对音乐产生了兴趣，父母也表示希望管风琴或钢琴能帮助我恢复听力。也许是他们的希望终于得到了回应，三年后，我的听力突然提高了。医生说这算是半个奇迹。现在我已经上高二了，虽然听力比正常人差一点，但日常生活中并没有什么不便。我觉得，这都是因为母亲一心想着帮助我，并付出努力才实现的。就算是残障儿也应该活下去，这样的孩子也应该得到父母的支持。我认为，杀死一个孩子，就意味着剥夺了孩子将来战胜现实的可能性。

——熊本/H.N.

后　记

我们将走向何方？

近年来，当亲戚或熟人家的宝宝出生时，人们之间会发生怎样的对话呢？过去，一般大家听到"托您的福，孩子顺利出生了，母子平安"的消息后，首先会说的是："恭喜恭喜！孩子是男是女？"

但现在，估计没有人费工夫问这种问题了。因为宝宝还在妈妈肚子里的时候，就可以通过胎儿诊断清楚地确定性别。

近年来，医学技术取得了显著的发展，特别是胎儿诊断技术，可以称得上是二十世纪六十年代以来发展最快的领域之一。在这个时期问世的羊水穿刺检查，是指将子宫内羊水中混入的脱落胎儿细胞取出，放在玻璃皿中培养，以检查胎儿是否患有染色体异常、遗传病等先天性疾病。凭借这一方法，本书中提及的唐氏儿还在母亲体内时便可以通过检查得知病情。

除了上述技术，二十世纪八十年代还发展了一种利用超声图像的诊断方法，而且最近图像的分辨率有所提高，现在不光能检查胎儿的发育情况，还能在子宫内发现婴儿是否有四肢和手指的缺陷。识别婴儿性别可以说是这种技术的副产品。

据专家介绍，近来发展了一种早在孕妇怀孕第八周至第十周时就能检查出是否患有染色体异常的技术，通过各种医学诊断技术，在尚可进行人工流产的怀孕中期就能查出婴儿是否患有各种先天性疾病。羊水检查是针对提出特殊需求的孕妇进行的，但近年来，医疗机构积极引进影像诊断设备，越来越打着为了孕妇身体健康和胎儿健康发育的幌子，从怀孕三个月左右开始让孕妇接受这种诊断。

这种服务如果在医疗机构普及的话，会给患者带来什么问题？

首先，诊断的目的当然是检查婴儿的发育状况，但其结果自然而然地变成了检查婴儿是否有残疾。接受还是拒绝此种诊断，是患者首先需要考虑的问题。其实在很多情况下，人们都是抱着体检的轻松心态接受检查的，但如果因此发现了婴儿的残疾，就会被迫作出是否接受这个生命的选择。

随着医疗技术的发展，人类开始从胎儿阶段就能够管理生命的质量，控制其出生。

在这种形势下，医疗领域的实际情况如何？

一九八二年至一九八三年期间，关于《优生保护法》规定的堕胎许可条件，公众对取消"经济原因"这一项表示强烈不满。试图删除法律中"如果继续怀孕或分娩婴儿可能因经济状况而严重伤害母亲健康"的规定，这遭到了女性的强烈反对，最终以失败告终。

厚生劳动省在一九七二年也曾对该法进行过修订，当时除了删除"经济原因"一条，还准备了另外一项修订，那就是允许发现胎儿残疾后堕胎。

当时，厚生劳动省在国会上对本次修改法律的目的作出了如下解释：

> 现行法律允许孕妇或其配偶在患有精神疾病或遗传性畸形的情况下进行人工流产，以防止生出有缺陷的后代。但近年来，由于诊断技术的改进，已经可以在孕期提前诊断出胎儿是否有严重的精神或身体残疾。
>
> 因此，今后将允许在胎儿可能患有严重精神或身体疾病的情况下，对其进行人工流产。

虽然此项法律修正案最终没有通过，不过正如本书中所提到的，这种思想不但没有消失，而且未来还可能被重新讨论。

然而，专家指出，其实在出现有关法律修订的讨论之前，通过诊断检查胎儿是否残疾的手段已经非常普及，当发现胎儿异常后进行人工流产手术的行为早在法律修改前就已悄悄进行了。

这样一来，随着胎儿诊断技术日趋先进和精细化，无论医生还是孕妇，都难免会在诱惑的驱使下使用这一方法。

此外，实际的医学报告显示，医生诊断影像时强烈倾向于把影像捕捉到的异常信息解释为"不良征兆"。也许是医生这个职业让他们有一种潜意识，认为只有四肢健全、身体健康、容易养大的孩子才是"好孩子"。出于职业习惯，他们希望让"好孩子"尽可能地多一点，所以一旦出现与正常状况不符的信息就认为是"不良征兆"，并尽量排除即将带来的后果。

除了这种意识，最近世界范围内还出现了将没有未来可言的生命排除在医疗对象之外的效率主义导向，甚至有人认为在没有康复希望的患者身上使用医疗费是一种对医疗资源的浪费。

　　假设唐氏儿的预期寿命为二十岁，抚养孩子的费用为每年一百万日元，这样可以大概计算出损益。通过计算可知，如果要求所有三十五岁以上的孕妇都进行羊水检查，即使每人花费两万日元，也会使出生的唐氏儿数量比现在减少20%，每年可节省约六十亿日元。这是一个残酷的数字，即便只是测算，这对唐氏儿父母来说也是难以承受的事实，然而这一数字现在已经被公布了。有医生也指出，每个临床医生认为在胎儿身上发现的任何异常都是"不良征兆"，可以说正反映了此种整体情况。

　　另一方面，由于孕妇接受信息时对科学技术有一种不加批判的信仰，如果是借助先进技术发现了胎儿异常，她们很可能会将"危险信号"放大，甚至超出医生预期，而不考虑误诊的可能性。

　　每个人都会经历初体验，现在可能有很多女性从小到大都没有太多与残障儿在同一地区或学校共同生活的经历，才会在脑海中建立了对残障儿的"负面印象"。不难想象，当面对关系到未来的严重"警告"时，她们很难保持冷静。

　　这样一来，在诊断者和被诊断者双方的共同影响下，"负面印象"被不断放大，胎儿被扼杀的可能性也不断增加——这是在医疗第一线的工作人员作出的预测。

　　因此，只看关于胎儿诊断的情况变化就可以知道，如果不去审视生命和人类原本应有的活动状态，忽视社会底层的价值观念和社会整体的思想状况，只是一味委身于科技的急速发展，其结果可能是人类被科技冲昏头脑，最终只能改变自己的生活和思维方式以适应、屈服于外界。不仅如此，如果"残障儿在当今社会不可能幸福，家长本人也一定是不幸的"这种陈旧的观念长期盛行，最终，人类极有可能被卷入管理和选择人类生命的巨大旋涡之中。

除了胎儿诊断的问题，这几年来，有关"生命"的最新信息如轰炸般接踵而至。本书介绍的关于诺贝尔奖得主的精子被用于制造超级精英的事件就是一个很好的例子，这种趋势在美国似乎越来越明显。例如，有一份报告如下：

> （在美国）有的人希望自己的孩子是优秀出众的。美国已建立了几家商业精子库，其中的精子是以商品目录形式出售的，但由于公众的喜好过于集中，有些捐精者的精子甚至被卖出上百次。当这种倾向被发挥到极致时，便产生了诺贝尔奖获得者的精子库。诸如此类以"繁育"基因优越人种为目的的积极优生学其实在历史上很少出现，而且从理论上讲，其最终产生的效果也是微不足道的。然而，美国却出现了"完美婴儿综合征"的说法，人们对更精致、更完美的高级知识分子（即所谓的"雅皮士"）的渴望越来越强烈，这一点从一九八四年的总统大选中便可以看出……
>
> （米本昌平《在遗传病筛查和优生学之间》，
> 《法律时报》第五十七卷第六号）

此外，这种生命操纵技术带来的影响还包括利用体外受精技术让代孕妈妈生育的业务——即所谓的"代孕产业"——越发盛行等，接踵而至的此类事件让我们震惊不已。

共同通信社正在翻译出版一本书，书名暂定为《试管女性》（Arditti, Rita et al., eds., 1984, *Test-Tube Women: What Future for*

Motherhood?, Pandora Press, London.），该书揭露了国际范围内大行其道的生命操纵技术的真实情况，并站在女性的立场揭露了这种现象。当我读到女性亲临医疗现场后写下的报道时，一个声音在我耳边响起："人类究竟要做到什么地步！"

在日本，关于体外受精的研究已经取得了一定进展，出生人数也在不断增加，这意味着时代驱使着我们在思考生命问题时，不得不以严肃的态度作出选择。在这样的情况下，如果毫无节制地继续操纵、管理和选择生命，未来我们生活的社会将呈现出何种样貌？

在对未来作出预测时，我们必须考虑到经济社会发生结构性变化时必然产生的现象。正如我在本书中提到，技术革新的浪潮以及由此带来的产业结构的快速变化，标志着像经济高速增长时期那样，使用大量劳动力的劳动密集型生产结构时代已结束。我们正在进入到一个企业通过高效管理少数精锐部队，以此在国际商业战争中生存下去的时代。

企业社会的逻辑要求更强的能力和更大的贡献，这同时也是资本主义的逻辑。在尽可能杜绝浪费，实现更高效、更合理体系的愿望驱使下，社会的车轮以一种不可思议的方式不断转动。同时，似乎正在抛弃那些异端的、无用的和处于弱势地位的人们。

另外，生活在这种社会中的我们虽说陷入了一张被控制的大网之中，但因为看不到控制我们的手，所以并没有意识到自己正处于控制之下，仿佛在一间"看不见的笼子"里被迫承担着支持和增强这一体系的任务。我们人类整体身处于一间看不见五指的囚笼中，"像人一样活着"的情感越发受到压制——"柔性管理社会"逐渐形成，似乎使得情况在无形中变得越发复杂。

在这样的社会中，证明自己拥有高学历、实现进入社会上层的阶级跨越能给人带来幸福感，然而在奋斗过程中，乍一看有各种各样的生活方式供我们选择，但实际上，人们却始终被单一价值观所束缚，如果不跟上大多数人的步调，就会变得惶惶不可终日；如果逆流而上或是节奏落后，就会像"受欺负的孩子"一样难以在社会上立足。

在我看来，尤其是近年来，社会上存在着一种可以称之为科技信仰的热潮，即人们相信以计算机技术为基础的科技进步，一定会带给我们一个更加便利、富裕、幸福的社会。如今，人们之间已经形成了一种心照不宣的共识，大家将那些落后于快速变化浪潮的人看作"掉队的人"，并对逆流而上的人冷眼相对。

以个体身份生活在一个强烈敌视和排挤少数派的社会中是非常困难的。在这样的社会里，我们可能会在无形中相互伤害，甚至侵犯别人享有的作为人的基本生存权利。

我不知道把这样的社会比喻成一种完全不同于二十世纪三十年代希特勒时代的新极权社会，即"柔性管理"的法西斯社会是否合适，但当我每天关注社会事件时，脑海中总会浮现出这样的字眼。

如今，日本一方面面临着老龄化社会到来的现实问题——在全球范围内，环境、资源和粮食的问题也越来越显著；另一方面，日本在以大规模杀伤性核武器为威胁的大国势力保护之下，一边直呼财政危机，一边不断增加国防开支。

我们必须结合这种现实状况和上述的极权主义意识状态来思考有关"生命"的话题。我不禁觉得，对于从降生那一刻起就可能受伤但还是奋不顾身地让生命之火继续燃烧下去的个体来说，以技术信仰和经济效率至上主义二者整合而成的国家和社会一定是残酷的。

这个时代绝不是人类能轻松生活的时代。我们正在被自己创造的昂贵而复杂的文明机器所淹没，人们彼此之间失去亲近感，甚至越来越感到被孤立。一种看不清未来的不安、紧张和闭塞感似乎潜伏在每个人心中。

在这样的时代中，我们应该创造什么样的未来呢？

我们又该给孩子留下什么呢？

我曾试图从那个像一束光一样闪现在世间的唐氏儿身上寻找这些问题的答案，但我一直无法得出满意的结论。不仅如此，采访越是深入，我就越是看到各种各样的问题，最终还是无法得出什么定论。直到现在，我才开始意识到围绕在生命周围的种种复杂关系。

然而，正如那些亲身抚养残障儿的人所说："我们反而在残障儿的帮助下实现了心灵的成长和复活。"生命之间发生了不可思议的连接，在这份无形的关系中，也许潜藏着我们思考这个时代的灵感来源——即便这次采访仅仅让我意识到了这一点，对我来说也是一次宝贵的经历。未来，我希望能围绕生命和人的生活方式，做出比本次更全面的报道。

在采访过程中，我得到了包括那位善良的护士在内无数人的支持和帮助。在此，我一边回想他们的面孔，一边对他们每一个人都表示诚挚的感谢。

斋藤茂男

一九八五年八月

跟踪采访

　—　人们居住的城市啊，一张爱的网络啊　—

渔民和权藏的小镇

我出生在佐贺县西唐津一个叫妙见的地方。这是一个拥挤的港口城市，小房子一幢挨着一幢，建在狭窄的巷子里，面朝大海。

玄海滩就在眼前。渔民们看似正要扬帆出海，其实他们正乘船从近海驶回，红蓝相间的渔旗迎风飘扬。港口有一些被称为"权藏"的人——也就是装煤工，他们肩上扛着担子，正要把煤装到船上。这是一个有活力的小镇，无论走到哪都能看到努力工作的人。

我的父亲战争期间曾在海军服役，复员后，他靠着一艘来一次台风就会被吞没的小木船，将煤炭和海产品运到长崎的海岛、博多和大阪附近。

但这只是表象，简单地说，他们从事的是进出韩国的走私活动。他们把电器和砂糖等带到釜山和济州岛，并从那里带回丝绸制品、陶瓷、鲍鱼等高档产品。当时日本、韩国之间虽然没有建交，两国人民各过各的生活，但有的人和物品却在暗地里来来往往。正因为如此，我父亲和韩国人有很深的交情，他从韩国带来了很多偷渡客，恐怕有几万人吧。

他靠这种地下工作偶尔能赚不少钱，一时间过上了富裕的生活。但他是个老好人，好不容易赚的钱又全都被骗走，还是变成了穷光蛋一个，他的生活如此循环往复。不光如此，后来走私、偷渡活动被发现了，他曾被送进监狱两三次。

正因为如此，父亲每个月只回家一两次，但每当他的船回港时，都会带着两三个二十岁左右的年轻人住在家里，家里热闹极了。

貌美又体贴的母亲

我家一共有四个孩子，我有两个姐姐和一个妹妹，母亲是残疾人。我出生的时候，她的腰部以下已经不能动弹了。在当时，母亲得的病还是一种不知道病因的顽疾，我们自然也不知道这种病的名字，但我妹妹后来也得了一模一样的病，现在才知道这种病被称作"脊髓小脑变性症"，是一种因大脑中参与运动功能的部分受损而导致肌肉功能逐渐退化的疾病。病人从指尖和脚趾开始不能动弹，渐渐地，连手脚都用不了了。

我外公也得了这种病，所以我父亲常说："我叫你不要生孩子，你自己也这么说，但到底还是生了。"

母亲一边拖着她那动弹不得的身体，一边为孩子们准备饭菜、洗衣服。而且她还在家经营店铺，冬天是乌冬面馆，夏天是刨冰店，晚上是居酒屋。因为母亲的名字叫菊枝，所以邻居们都"小菊、小菊"地喊她，店名变成了"小菊的店"，我也变成了"小菊的儿子"。

虽然我自己说这话有点不妥，但母亲确实是一个非常漂亮的女人。她不光漂亮，还是一个胆大心细、意志坚强、争强好胜、会照顾人的女人。店里经常挤满了性格粗暴的渔民、漂泊的矿工和追逐发财梦的年轻人，他们一到店里就会坐在厨房旁边水泥地的一角，点上一杯清酒和一个罐头，絮絮叨叨地向我母亲诉苦。他们大概都被我母亲宠坏了吧。母亲总是温柔地听他们说话，有时也会大声地斥责他们，总之，对他们始终很耐心。一定是因为母亲太会照顾人了，所以总是有很多爱慕她的男人。

镇上有一条妓院林立的街道。我母亲很擅长做衣服，她为那条街的女人缝制和服和床上用品，挣了不少钱。女人们经常拿着各种各样的东西来找母亲。母亲经常会叫我跑腿，让我"把这个给××楼里的某位小姐送过去"。那时一个经常来我家的哥哥和一个在妓院工作的姐姐在一起了，后来还生了孩子……我至今还跟那对情侣有联系。

像女神一样崇拜她……

我的父亲在监狱里的时候，母亲做私酿酒①的黑市生意。有

---

① 指未经政府等许可而私自酿造的酒精饮料，在日本多为浊酒。

一些生活在大山深处刚开发的村子里的人，那里连水稻都种不出来，于是他们只能烧炭做浊酒，再把酒卖给我母亲，母亲又会把酒转卖给附近酒吧的老板娘。村里有做酒的人、卖酒的人、买酒的人，大家互相帮助，共同谋生。母亲虽然身子动弹不得，但冒险精神十足，父亲不在家期间她一直守着家，一心想着要把孩子喂饱。

造船的三叔也是对我们照顾有加的人之一。小时候，我还不太懂事，只记得平时沉默寡言、工作也很努力的三叔喝多了酒就会变得很暴力。他有时挥舞着刀子，冲着隔壁人家大叫："呀！出来啊！我要杀了你！"据说他的妻子与邻居父亲有染，他大发雷霆，在屋内对妻子又踩又踢。邻居们听到了纷纷喊道："小菊！三叔又开始发疯了，快过来啊！"于是，母亲就被抱到手推车里，被人运到现场。

"你在做什么！停下来！快停下来！"母亲大声斥责那个大叔。这时一直暴怒的男人突然变得非常安静，趴在母亲的腿上哭了起来。

我和姐姐们后来常提起这件事，我们都说："我觉得三叔一定深深地爱上了妈妈，像女神一样崇拜着她吧。"他平常是个认真工作的人，时不时塞给我一些大米，对我照顾有加。

也许正因为有了这些人际关系，母亲常对我说："这个世界有很多悲伤和痛苦的事，我们家也很穷，但有很多事也让我们感到幸福和快乐。生而为人真好啊。"

这种乐天派、积极的人生观，一方面是出于母亲本身的性格，但我想也是因为母亲所处的社会是一个人人互相帮助的社会。

其实，我从小到大都是吃百家饭长大的，母亲也一直觉得"别人的就是自己的，自己的就是别人的"。

后来，母亲的身体越来越差。即便如此，她还是对我们这几个孩子照料有加。我很爱我的母亲，在我上一年级的时候，我本打算让她来参加我的第一次运动会，于是将她放在手推车上，费尽力气把她推到了学校操场。我虽然有些不好意思，但母亲很高兴，我至今还记得那天的情景。

最后母亲变得卧床不起，在我小学五年级的时候，也就是她四十三岁的那年与世长辞。那是很久以后的事了，当我们决定给我父母建墓时，过去一些经常来我们家串门的粗暴男人和妓院姑娘们竟主动要求出钱。于是我们让他们各拿出一笔钱，给父母建了坟墓。

我的母亲是一个身体不能动弹的重度残疾人，但每当我回想起当年，只觉得她在那个大家共同分享、共同生活的当地社会中一直是一个占据了重要地位的人，她的人生是有意义的。

和学习无缘的少年时代

我从小就是个孩子王，无论是腕力还是体力都有不输给别人的自信。在运动会、相扑和柔道大赛中，我除了一等奖，几乎从来没有获得过任何其他奖项。我那时想成为渔夫或是水手，要么就去当一个相扑手。母亲从来不会催促我学习，从小学到初中我也根本没有学习过。

相反，那时每天放学回家后，我就会捡废铁、瓶子卖给废品商，或者到海里捡鱼和贝类，卖给鱼贩子，这门生意对我来说不仅有趣而且还很实用。当然，我的成绩很糟糕，父亲又在监狱里，所以我从来没有想过要上高中。

然而，在我上初三前那年暑假①，在大阪工作的姐姐对我说："我会送你去读高中，你要好好努力呀。"而且那时初中英语女教师也一直很支持我，告诉我："只要你肯努力学习，就一定能学好。"她还专门为我准备了字典和参考书，那是我人生中第一次开始学习。

就这样，我考上了工业高中的电气专业，进入高中后我还是专注于柔道，还曾卷入暴力事件，三次被学校无期限停学。毕业那年，我的成绩在四十个学生中排第三十七名。我本来打算在大阪一家电力建筑公司找工作，但姐姐突然问我："要不要上大学？"后来，在老师的建议下，我利用柔道社团的推荐名额考入了同志社大学法律系的夜校。参加大学面试时，面试官对我说："你如果不好好干是绝对不会合格的。你必须要为柔道社作出巨大贡献才行啊。"然而入学后，我却被告知要参加的是摔跤社而不是柔道社。我实在受不了，于是只好退学重新开始。

后来，我进入了大阪一所补习学校。那里的老师不仅让我明白了学习的乐趣，还和我谈起了文学和人生，特别是世界史老师教会了我看世界的方法。从那时起，学习对我来说成为了一种乐趣。

虽然我是以"吊车尾"的身份进入补习学校的，但在那段每

---

① 日本的学制为四月开学，直到次年二月为一个学年，因此暑假是学期中间的假期。

晚在图书馆学习到九点的时光里，我和那些以东京大学、早稻田大学为目标的尖子生成为了朋友，这也激发了我努力学习的动力。就这样，我考进了早稻田大学的法学部。此后，我开始了在东京缩衣节食的寄宿生活。

当时正值《日美安保条约》签订前夕，越南的反战运动如火如荼。我也应朋友之邀参加了示威活动，结果与防暴警察发生冲突，没来得及逃跑的我一下子被撞下铁路桥，把胳膊摔骨折了。我还参加了睦邻运动①的社团，开过学习会，作为劳动者代表协助过反对运动，我的大学生活就是在各种社团活动、当家教和打工中度过的。

妹妹也成了残疾人

没想到母亲过世后，妹妹也开始出现同样的症状。她上初中的时候，病情就开始加重，到高中毕业时，连走路都变得困难了。她和我母亲一样变成了残疾人。

我上大学后一直很担心她的病情，时隔许久见到妹妹时，我惊呆了。听了她的诉说，我才知道她是多么痛苦，她说自己代替姐姐和弟弟得上了母亲的病，暗自伤心。后来，她在我面前哭了起来……我必须要照顾妹妹，但又觉得仅凭自己的力量什么也做

---

① 起源于十九世纪后半叶的英国社会改革运动，深刻影响了近代社会福利与社会工作的发展。日本在二十世纪二三十年代也兴起了由学生组织的睦邻运动。

不了……

从那时起，我就意识到了大学毕业后，如果想让自己适应当今社会，过上平静安稳的生活，就必须和身患顽疾的妹妹一刀两断；但另一方面，我又绝不能抛弃和我深爱的母亲一样受苦的妹妹。因此我不想让自己顺应这个社会，不想抛弃妹妹，我必须选择这样的生活方式……

但现实中，妹妹却像被赶出来一样，不得不辗转于几家福利院。曾经有一段时间，她还被关进了精神病院。正当我犹豫自己是否应该接纳妹妹，就这样和她一起生活下去的时候，我该毕业了。但那时的我完全没有心情找工作，毕业后先后做了夜班警卫和市政厅的职员，我和大学时代在同一社团认识的女友结婚后，一边靠她赚钱养家，一边开始准备司法考试。

我下定决心一定要赚到足够的钱来支付妹妹每月三五十万日元的治疗费用。这不是出于社会正义之类的高尚动机，只是为了能和妹妹一起生活而已。

当我开始和妹妹住在一起时，父亲却因脑溢血病倒了。我痛恨那个让母亲吃尽了苦头的父亲，高中时，我曾暗自下定决心："以后永远也不会成为像父亲这样的窝囊废！"父亲变得半身不遂后，因为要照顾妹妹，所以我不能照顾他，就把他送到了专门的养老院。

我父亲在晚年遇到了一个比他小二十岁的女人，这个女人和他生活在一起，在镇上一家工厂做文员，没结婚时就开始照顾我父亲。父亲病倒被送进护理院时，她伤心地说："其实我真想照顾他，但……"她一定是觉得那样做不现实而感到非常痛苦吧。

渐渐地，妹妹连呼吸都变得没有力气了，有时甚至无法呼吸，她不得不一直佩戴人工呼吸器。经历了很长时间的痛苦之后，我妹妹去世了。没过多久，我父亲也像是追随她一样，相继死去。

陌生女人的电话

东京千代田区的麴町，高楼林立，是电视台总部所在地。我来到附近一栋高层公寓的一个房间，见到了上文中以第一人称登场的S律师。

S律师在港口城市唐津长大，他的母亲是重度残疾人，他带着同样患有残疾的妹妹走上了律师之路。他的一生与残疾人的世界有着千丝万缕的联系，直到现在还在继续帮助争取残疾人的人权和独立。他在自我介绍中写道："因为在乡下有房子，所以我每年夏天都会回唐津。虽然做律师很适合我，但我不喜欢这个职业。我最喜欢的还是市民福利工作。"

一九九二年二月初，S律师接到一个陌生女人的电话。她说在一家残疾人福利院里，一名残疾女性面临着被强行切除子宫的威胁，急需帮助。

那位A女士二十一岁，患有先天性智力障碍，从上小学起就被送进了福利院。她父亲是个酒鬼，一直住在医院里，母亲早早就失踪了，父亲的哥哥，也就是小A的叔叔，是她的实际监护人。

S律师认为，如果A女士的求助被院方拖延，导致其诉求被推翻，可能会引起很大的麻烦，所以决定让A女士亲手写一封信明确自己的意向。她写好的信内容如下：

　　我是个女孩，如果我在福利院遇到一个合适的人结了婚，我会想生个宝宝，所以我不想被强制手术。

　　叔叔，请您多考虑一下我的身体。爸爸，也请您多少为我的身体着想！求求你们了，请不要做任何会阻止孩子出生的手术！从现在开始，我将乖乖做一个好人。等我毕业之后，我会努力做很多事情。我会变得更像一个女孩、更诚实。我想永远保持一个女孩该有的身体。

　　信的内容虽然含糊不清，却清楚地表明了女人的意志，她正呼喊着："不要夺走我的子宫！"

有怀孕的风险吗？

　　为了进入福利院，我们准备了一份通知书明确我方意图。其内容如下：

　　　　基于目前住在贵院的 A 女士的诉求，我被指定为负责保护她权利的代理律师。

　　　　本通知书中，我方对于 A 女士的亲属计划在近期施行违法强制绝育手术作出以下通告：

　　　　贵院是受委托为残疾儿童和残疾人提供医疗、监护等公共服务的福利机构。在此基础上，贵院有责任保护残疾儿童和残疾人的权利。因此，即便是亲属要求，贵院也不能利用孩子的弱点，配合或协助亲属对孩子实施绝育手术，这一行为属于犯罪。

近期，对于A女士的亲戚计划对她强制实施上述绝育手术、贵院计划将A女士带出福利院一事，我方认为如果情况属实，贵院将对协助、配合这一行为负有重大的社会和法律责任。

如果对A女士强制实施了绝育手术，我方将追究贵院作为保护残疾儿童、残疾人公共机构的责任，我方不仅将对贵院采取法律手段，还将追究社会责任。

我方在此通告，由于贵院具有维护残疾儿童、残疾人权利的责任，因此应该向A女士的亲人说明强制实施绝育手术（强制本人同意）的行为是一种不被社会允许的非人道行为，即便对方是本人亲属，也不能逃避法律和社会责任，贵院应该命令其立即终止。

律师把这封通知书装进口袋后，便开车去学校了。

情况为什么会发展成这样呢？根据福利院的解释，我们了解到小A会时不时逃出福利院，在红灯区大摇大摆地走来走去。院方知道后，通过电话联系了她的监护人叔叔，并提出如果继续放任她不管的话，小A将很有可能被大街上不负责任的男人缠上并怀孕，因此院方逼着叔叔把她带出院。在双方交谈的过程中，院方强烈建议为小A做子宫切除手术，小A也在同意书上签了字。但事后她又觉得害怕，这才向一名该院的女员工提出上诉。

搁浅的羊群

S律师到达福利院后，马上和院长进行了交谈。

"唉，我刚见到院长时，他根本就不愿意接待我，他说：'就算你那样说，你能对她负多大的责任呢？你知道像小A那样的残疾人都处于怎样的悲惨状态吗？'我作为律师，当然见过很多类似的案例。有很多智障人士将卖春变成一种习惯后，被男人当作猎物。于是院长对我说：'如果小A被迫生了孩子，你要怎么办？最后被当成猎物的是小A，她只能自己默默哭泣！如果真的变成这样了，你准备怎么做？你作为外人根本就不了解事实，凭什么指责啊！'院长一上来就对我剑拔弩张，交谈过程中我们甚至还相互吼叫。"

"那么，律师你认为呢？"

"嗯，院长说的情况的确属实。但是，他们觉得为了保护小A不受这个坏社会的影响，有必要将小A的子宫摘除，这种想法的前提是，我们的社会不仅明天是糟糕的，而且永远都是糟糕的，为了防止小A遭遇不幸，还是没有子宫比较好。可是，如果认定我们的社会一天比一天糟糕的话，那小A要怎么活下去啊！如何创造出一个让小A能和自己喜欢的人结婚、过上幸福日子的社会，这才是我们面对的问题——我是这样对院长说的，我还强烈要求他们重新考虑这个问题。即便如此，大人们还是强烈地认为活在这世上本来就很艰难，连他们自己都不愿意出生。在这种观念根深蒂固的世界里，人们认为，如果没有残疾儿童和残疾人就好了，残疾人生孩子这件事自然是很离谱的……但为什么不设想一下，就算一辈子过得很穷，只要活在这世上还是有很多值得开心的事情。唉，虽然这是我个人的事情，但我还是想说我母亲虽然是重度残疾人，但她在世时一直觉得只要活在这世界，就一定有很多值得开心的事情。"

说实话，我第一次去S律师事务所是为了报道子宫切除未遂事件的始末。但就在我听完整个故事，准备最后收尾的时候，S律师才向我娓娓道来他的故事。

S律师的母亲是一个先天就有严重残疾的女人，但是她仿佛并不在意这一天比一天糟糕的身体状况。她是一个天衣无缝的爱的化身，一生中充满了无穷无尽的欢悦，她的生活似乎给了我某种启示。她生活的那个港口城市，红灯区的女人和权藏们来来往往。当我像看话剧一样想象这个场景的时候，我开始无比怀念那个本该是人们共同居住的城市。

这样的城市里，就算是残障儿似乎也能顺利出生，小A也不必在被强制摘除子宫后默默流泪，过着悲惨的生活了。那位母亲一定能够领着迷失的羊群，把他们抚养长大……

在和港口城市那些人意想不到的相遇中，我的心灵似乎得到了治愈。

没有生孩子的权利？

后来，也许院长看到了S律师打算采取法律措施的态度，他决定让步，强制摘除小A子宫的计划被画上了终止符。然而，除了小 A 事件之外，其实还有很多尚未明了的案件，它们陆续被《每日新闻》的记者宇田川惠等人曝光。报道称，智力障碍人士没有生育权这一观点似乎已在医务人员之间成为了广泛的共识。在一次采访中，一位真正实施过子宫切除手术的国内大学教授开门见山地给出了以下答案：

> （在这个案例中）女方在月经期有过脱衣服、拿掉卫生巾等妨碍看护的行为，如果这对院方和家长都有影响的话，我们建议切除她的子宫。
>
> 我们认为为了维持患者本人在福利院内的社会生活，摘除子宫是较好的选择。
>
> 重度智力障碍人士没有生孩子的权利。如果生了孩子，就有抚养他的义务。
>
> 在一个人健康的时候摘取他的器官，从伦理上来说是有问题的，但只要征得父母和福利院的同意，伦理问题就解决了。这没什么让人心虚的。
>
> （《每日新闻》，一九九三年六月十二日）

女性对这种观点提出抗议是理所当然的。

她们表示："说智力障碍者不能生育和抚养孩子，就是剥夺了她们的生育权利，同时，不生育就不需要子宫这种想法，说明他们仅仅把子宫看成是生育工具。无论这些人认为智力障碍者是否应该生孩子，他们都没有全面地为女人的身体考虑。"

这也与智力障碍人士福利院的看护制度有关。据说，一半以上的福利院仍然让男性工作人员看护处于经期中的女性。据那些女性表示，男性看护本身就是一种性骚扰。从这一点来说，她们很可能在强迫下同意进行子宫摘除手术，这样就可以不来月经。没有同性援助制度，本身就是一种不将残疾女性看作女性的、对权利的公然侵犯。

S律师说："即便如此，我在参与这个案件时再一次意识到，除了当事人以外的任何人，甚至是父母，都不应该侵犯残疾人作为一个人的基本生存权利，不应该干涉她追求幸福梦想的权利，不应该替她决定什么才是幸福。在美国，即便当事人作了决定也需要第三方组织介入，判断这一决定是强制的还是自愿的，是否是唯一的、最合适的、不得不作出的选择。"

上天赐予的礼物现在变成了……

暂且不问女性，我想知道男性中有多少人听到"阻联"二字后能马上想到它是什么意思。

这个团体的正式名称有点长，它叫"一九八二年阻止修改优生保护法联络委员会"，每个月出版一本官方杂志《从女人的身体开始》。当我来到位于东京新宿一栋小楼里的"阻联"时，三四个女人正忙着开周会并工作到晚上。

我本来是为了拿杂志而去的，不过刚好其中有一位成员是我早就想采访的生物学研究者长冲晓子女士（庆应义塾大学助理教授）。她是生殖技术方面的专家。

本刊第一百期的文章就是她写的，题目是《医生支付五万五千日元参会费参加世界体外受精大会》。

　　根据主办方的公告，来自全世界四十二个国家的一千五百名学者和研究人员齐聚一堂。他们究竟在会上讨论了什么？

　　文章写道："这是发生在开幕式上的一幕。京都市市长田边成人先生向观众致辞，他说：'日本现在正面临着出生率下降带来的国家生存危机，因此，我们非常高兴能够召开这样的会议！'我就知道他是这样想的。我希望报纸能如实刊登这些问候（说句不相关的信息，在他结束致辞之后，大约有五个舞伎上场跳舞助兴，酒席上还一起陪酒）。我在现场的所见所闻和报纸上报道的信息总是有些出入。"分组讨论中，关于新生殖技术的会场人满为患，比如，有人介绍如何让一个五十岁至六十岁的女人怀孕（据说怀孕率约为50%），对此，文章中写道："我惊讶于医生对这些东西的热情，以及他们究竟想把怀孕的可能性扩大到什么程度。"原来如此。

　　我继续问她，现在生殖技术到底发展到什么程度了，整个会议中最让她在意的事情是什么。

　　她答道："从过去十年的变化来看，我认为人们对出生和死亡的物化倾向越来越严重了。比如，在体外受精过程中，人们认为生命不是'上天的恩赐'，而是'创造出来的东西'，而且这种意识越来越强烈。"

　　"人们对于胎儿诊断的抵触情绪也越来越小了。我想这是科技进步带来的必然结果。即便我们不完全相信科技，人类对医学产生依赖也是很自然的。医学的本质是优生优育，医学内部本身就包含着一种让东西变得完美的想法。我认为，优生思想已经被纳入了判断事物好坏的价值标准。"

操纵生命的手

一九八二年、一九八三年左右，日本出现了通过体外受精诞生的婴儿，到了一九八八年，这一数字增加到了一百六十例，此后，体外受精婴儿的出生数开始急剧增加。根据日本妇产科学会的调查，一九九九年，日本共实施了一万一千二百七十七例体外受精手术，帮助一千三百十五名女性生下一千七百个孩子。据悉，迄今为止通过体外受精诞生的婴儿总数为三千四百零八人。

目前，体外受精已经成为一种常见的、各地都可以实现的技术，这一技术被不孕不育患者广泛利用。随着体外受精的普及，多胞胎的出生率也一直在急剧上升，这引起了人们的广泛关注。根据厚生劳动省人口问题研究所的调查，与十年前相比，如今三胞胎的数量增加了三倍，四胞胎的数量增加了五倍。这些数字在近年来急剧增加，主要是因为在体外受精过程中，多个受精卵被放入了体内。据预测，在促排卵药物的作用下，将来多胞胎的数量将继续增加。

这些技术在越来越普及的同时，也变得越来越先进。

"比如，显微受精是最近备受关注的技术之一。卵子的周围有一层果冻状的东西，叫作透明带。"

这是一个我完全不懂的领域，所以必须从相关术语的最基础部分开始讲解。

"不好意思，麻烦您写一下。"我向她递上我的笔记本。

我看着长冲女士的图解大致明白了。"说白了，这是一种在男人寻找女人的过程中遇到困难的时候，用人工的方式让二者结合的技术。"

"卵子周围有一层果冻状的膜，如果精子不能穿透这层膜，便可以用物理方法来冲破它，也可以用类似注射针的工具将精子插入卵子与透明带之间被称为'卵周隙'的缝隙，还可以直接将精子注入卵子内。现在已经开发出了以上三种方法。第一个通过这种方法受精的孩子已经出生了。在普通的受精过程中，卵子周围有五六十个精子，其中有活力且速度最快的精子突破果冻层进入卵子，体外受精就是人为实现这一过程的技术。"

这样一来，在选择注入什么样的精子的阶段，人类便可以加以判断和操作。

这种体外受精技术的应用，使人们的生育方式变得多种多样。比如，用夫妻双方的精子和卵子进行体外受精，然后让另一个女性生产的"代孕"；用丈夫的精子与妻子以外女性的卵子进行体外受精并让其生产的"代孕妈妈"；用丈夫的精子与妻子以外的女性的卵子进行体外受精，最后让妻子生产的"供卵"。在日本，体外受精规定"仅限于合法夫妻"，否则，以上所有方法仍然是被禁止的。当然，美国和其他国家也有少数机构向想要联系代孕妈妈的人提供信息。不过，据说现在存在个别组织，专门向有需求的人提供美国等海外代孕妈妈的信息。

在日本，除了合法夫妻，唯一可以被允许的特例就是将别人的精子注入妻子体内使其怀孕。

"虽然没有得到官方许可，但在二战后不久，一九四九年诞生了第一个通过这一方法受精的婴儿，使其成为了一个既定的事实。当时，这一方法似乎是为战争期间因疟疾等疾病而导致精子活力受损的男性研制的。"

庆应义塾大学附属医院是第一家使用这种技术的医院，精子提供者（捐精者）必须满足一定的条件，比如"本人和三代以内的亲属没有遗传病等精神或身体上的缺陷"，在提供精子之前还必须签署合约。

"捐献者大多是庆应义塾大学医学院的学生，相关论文里写道：'这种情况下出生的孩子在身体和智力上都优于一般人。'对当时的学生来说，这一定是一份不错的兼职。如果是那种纠结于不知道自己究竟有几个孩子的人，那他一定无法忍受这样的事。据说，因为这一项目出生的孩子大约有一万多人。"

一九四九年，二战刚结束，国家正处于一片废墟之中。出生于那个时代的孩子刚好处于"婴儿潮"时期，现在大约四十五岁了。这样一想，之前未曾设想过的"鬼故事"开始让我感到不安。这件事很有可能会引起法律纠纷。

"如今，在全世界，从儿童的角度来看，儿童是否有权知道自己遗传学上的父母，已成为了一个重要的国际问题。一些国家的法律规定，如果孩子到了二十岁时有意愿知道自己的父母是谁，就可以马上查到。所以，医院要把遗传学上的亲子关系记录保存二十年。"

比如，在需要确认亲子关系的官司中，财产权等问题可能会导致案件变得复杂。

生出完美宝宝的愿望

庆应义塾大学的案例也表明，虽然精子实际上并没有被用于买卖，但作为一种"产品"，还是会出现质量监督和保证的问题。当时还没有把卵子从体内取出来的技术，但如今，卵子也可以被取出体外，于是也成了一种和精子一样，受到质量监督管理的"产品"。这样一来，人们就会对"生命质量"进行严格把关，一个生命是否优秀，甚至在出生前就能被检查出来，而那些"残疾生命"将会被彻底淘汰——听了长冲女士的话后，我越发在意这一点。

另外，在本次采访过程中接触到各种信息后，我惊讶地发现，竟然有这么多女性被不孕所困扰，她们时刻承受着巨大的压力。一方面，出生率下降成为一个热门话题，我们经常听闻女性倾向于单身、厌恶养育孩子等情况；但另一方面，社会上也存在着"渴望生孩子"的观念，这种观念带给人们压力，比如，有一对狱警夫妇就因为偷窃婴儿而被捕了。

这个社会上的传统观念——认为女人结婚、生子、成为一名慈母是伟大而又幸福的事——根深蒂固。在这种情况下，如果生殖技术迅速发展，社会会变成什么样？

长冲女士认为，随着生殖技术普及并成为一种常识，女性出于"如果不使用所有可利用的技术生孩子的话，就会后悔或受到批评"的焦急心态，越发容易被接二连三出现的新技术所吸引。

"体外受精就是这样，如果不做的话，就好像没有好好接受治疗一样。我觉得代孕妈妈和捐卵也可能走上和试管婴儿相同的道路。即便一开始只有几个人尝试，但在某一阶段便会急剧增加。到了那时候，就会出现找谁的卵子、让谁来生的问题。以美国为例，在这种情况下，代孕妈妈通常都是穷人，而客户都是富人。法院在代孕妈妈案的判决中，也大多将抚养权交给了家庭富裕的客户。还有一个案例中，代孕妈妈生下的孩子因为是残障儿而没有被父母接受，那个孩子仿佛被当成了不良品。"

如果把孩子当成精子、卵子这两种材料制成的"产品"，自然要选择优质的。利用更先进的技术打造卓越产品——想要创造出完美宝宝的冲动大概会变得难以抑制吧。在现实世界中，这种趋势确实正在愈演愈烈。

加速器之一是一九八五年问世的冷冻技术。长冲女士认为，将精子和卵子提取到体外，使用冷冻的方法将其储藏起来的技术，已使精子和卵子的时空移动成为可能，可以说，"生命的物质化"技术已经达到了完美的境界。

还有植入前诊断、胚胎活检。据说这是一项"终极技术"，它结合了体外受精和胚胎冷冻的技术，对取出的一颗卵子进行更完美的染色体异常"诊断"后，再将卵子送回子宫，让母体生下孩子。而且这一技术与普通的胎儿诊断不同，由于检测阶段还没有发育成胎儿，所以有人认为根据这个阶段的诊断决定堕胎的话，比人工流产的罪恶感要小。

然而，这样一来，通过真正的性行为得到"上天赐予的宝宝"时，却因为意外必须把它打掉，本该有罪恶感，但如果我们使用别人的身体，或者让生殖技术越来越多地介入其中，生出来的孩子变成了"产品"，也就离真正的人类感官越来越远了，我们的罪恶感也会越来越轻。如果产品有缺陷，我们自然会像丢弃物品一样扔了它，这可能是一个理所当然的结果。

人类似乎已经把手伸进了神的领域，而且到了无法回头的地步。

奥汀的诅咒

我去医院拜访了S医生。我已经有十年没有见到他了。

为《为了生命闪耀之日》一书采访他的那天，好像也是在黄昏时分。我想，他一定是在新生儿科病房里忙完治疗后，利用空闲时间来接待我的。想着到那边如果是傍晚五点的话应该没问题，于是我便动身前往医院。

新生儿科看起来和十年前一模一样。早产或先天畸形的孩子并排躺在保育箱里。其中有的婴儿体重不到一千克，有的甚至只有六七百克，他们都是在先进医疗技术之下诞生的超早产儿。有的宝宝在静脉输液时，小小的胸脯正上下起伏。

"这个孩子患有一种罕见的先天性疾病，叫作'奥汀的诅咒'。"

"奥汀的诅咒"是德国的一个传说，说的是一个骑士爱上了名叫奥汀的水仙子，但他后来变心，背叛了她，于是奥汀便诅咒骑士，让他一睡觉就停止呼吸，以至于永远无法入睡。

"这种病的正式名称是'先天性中枢性低通气综合征'，由于患者睡觉时会停止呼吸，所以自出生起，患者的喉咙上就必须一直连接着呼吸器。"

孩子睡着了，小小的身体上插着维持他性命的管子。

"人类睡着的时候，就算没有知觉也不会停止呼吸，其原因是睡眠过程中身体会因对二氧化碳气体的堆积作出反应而开始呼吸，但这个患儿体内没有这样的机制。当我看到他的时候就会想到，虽然大多数人都没感觉到，但人类正因为有这一机制才得以存活——因为这个孩子的存在，我们才知道这件事。"

原来如此，如果不是这个孩子，我们可能还不知道身体里存在如此有用处的机制呢。我明白，这个孩子确实有他"存在的意义"。

我再次向那个躺在保育箱里的小生命望去。

和残障儿的相遇

就像《为了生命闪耀之日》中的唐氏儿一样，这家医院里也存在家长不愿意接受残障儿的情况。在这种情况下，医生和护士中开始有人提出，应该重新考虑残障儿出生后如何告知其父母的问题。

小 A 是一个早产的男孩，天生唇裂。出生后，一般来说护士会让母亲抱着宝宝，但她立马就把小 A 带进了新生儿室，先让他父亲看了看他，然后进行了一番说明。

这位父亲说："请不要让我妻子在今天看到他。"

第二天，他又说："今天还是不能给她看，请再等一下。"然而过了很久，母亲还是没有见到宝宝，于是从床上爬起来亲自前往新生儿室。护士见状，连忙制止了母亲。

护士说:"医生说还不能让您去看孩子,您这样的话我会很为难的。"

听到这话,母亲慌了。她以为一定是发生了什么可怕的事情。就这样,一个星期过去了。当医生同意带产妇去新生儿室时,母亲却坚决不肯,说"算了吧",于是再也不愿见到自己的孩子。

"这个案例被当作范本进行讨论,其实后来我问过产妇,她说在产房里医生把孩子抱起来的那一瞬间,她清楚地听到了'啊'的一声。而且医生在产房里也没有马上给她看孩子,所以她多少明白了是怎么一回事。一件件小事构成的预兆,让情况变得一团糟。如果经历了这样的过程,母亲是很难接受这个孩子的。"

一项针对母亲的调查显示,80%的母亲在产后立即发现孩子出现了异常。

比如,"没有人对我说恭喜","当我问老公时,他就会支支吾吾、不说话","孩子出生后不马上给我看",等等。

基于这些结果,有人建议院方应该尽快通知母亲,并尽快建立起援助体系。但也有人认为,考虑到每一个家庭的情况以及公共援助体系还不完善的现状,通知母亲是很危险的。过去比较传统的做法是先向母亲隐瞒实情,但既然大多数母亲都有所察觉,那应该怎么办呢?

"总之,一直保持沉默、不让母亲看孩子是最糟糕的办法,在温和地进行说明的基础上缓解给母亲内心带来的冲击,并分阶段让母亲看孩子……诸如此类考虑到母亲心情的对策是很有必要的。如果母亲第一次接触孩子就留下了不好的印象,那要过很久才能发现孩子的可爱之处。"

可能由于母亲对生出有先天残疾的宝宝异常敏感,所以医院才会讨论这些问题。

特别是从外表就很容易看出的畸形，在告知母亲时总是异常困难。在经过治疗后仍不能治愈的情况下，医院除了提供医学方面的信息，还会给予一定的心理支持，如将孩子介绍给残障儿家庭协会或残障儿团体等。但是，根据S医生的经验，类似于美国的心理咨询师那样负责疗愈心灵的体制在日本尚未形成，这逐渐成为一个大问题。

在你绝望之前做点什么

"联合国将于明年（一九九五年）春天举行一次社会服务首脑峰会，我正忙于与此相关的工作。"

在《为了生命闪耀之日》一书中，一位医生博士对纳粹实施的绝育法作了介绍。峰会分为保健、医疗、福利和残疾四个部分，每部分都会讨论各个国家正在采取什么措施，以及未来可以做什么。目前，各个国家撰写的报告草稿正在分发到各国，博士将根据"如何创造一个残疾人能够共同生活的世界"这一主题作总结报告。

他在百忙之中抽出时间和我进行了交谈：

当比较各国付出的努力时，我逐渐体会到，虽然日本以企业为中心的体制已经走向崩溃，但还没有形成一个多元共存的社会。日本尚未形成保障残疾人、不给其本人或家庭带来致命负担的制度。

　　比如，我们可以把残障儿送进福利院，也可以让他们利用必要的社会制度，和父母一起生活；想工作的人可以把残障儿交给父母照顾，通过职业发展来实现自我；如果有人不想工作，想在家专心照顾残障儿，他们可以得到相应的补助。每个人可以按照自己的意愿来做选择，无论选择哪条道路，都可以公平地享受服务，关键就在于我们的社会有没有形成这样的机制。

　　在北欧，有很多人一边工作，一边抚养残障儿，这和有了残障儿就一生被限制在黑暗、封闭房间的日本相比，可谓是一幅充满光明的图景。

　　我还想指出残疾人的独立问题。

　　以日本的智力障碍者为例，提到他们就会让人想起"座敷牢"①那段悲惨的过去。在战争期间，他们被当作"饭桶"，成为被消灭的对象，大家认为这些人"既然治不好就应该去死，为国捐躯"，于是对他们见死不救。如今的情况如何呢？例如，意大利颁布的医疗法（一九七八年）第一条就规定"所有的患者都必须得到平等的对待"，北欧也认为残疾人和非残疾人都应当作为人在社会中共同生活。这些趋势也多少影响和改变了日本。

　　除此之外，现在还有专业人员支持残疾人的自主援助活动，社会上已经出现了类似活动。例如，现在有的地方建立了包括残疾人成员的非营利性组织——这些组织按照合作社

---

① 近代日本一种设置在家庭中的软禁室，用于监禁精神状态不安定的人。

的原则运作，将人与人联系起来，以促进残疾人的独立。另外，在巴黎和的里雅斯特①等地都出现了由智力障碍者管理的餐厅、咖啡馆和理发店等合作社，还有制造木制品和皮革制品的合作社，以及帮助残疾人回归社会的护理和康复合作社、音乐合作社等。护士们担任常务理事的职务，给残疾人提供支持。

以尊重每个人不同生活方式的务实政策为基础，这张爱的网络正变得越来越大。只有构建这种人与人之间相互帮助的城市，我们才能看到和残疾人共同生活的光明未来——博士提出的观点让我们的眼前浮现了一座"人类共同居住的温暖城市"。

在绝望之前，让我们为即将诞生的生命做点什么吧。

---

① 意大利东北部靠近斯洛文尼亚边境的一个港口城市。

译后记

　　二十世纪八十年代的日本，举国上下都沉浸在经济飞速发展、生活无忧无虑的美梦中，很多人不知不觉间在丰富的物质生活中迷失了自我，甚至没有意识到自己已经变成了社会的一个部件，被消耗、磨损，直到被无情遗弃。《日本世相》系列作品让我们听到了那个时代人们美梦破碎的声音。

　　在《为了生命闪耀之日》这本书中，作者斋藤茂男主要关注的是那些先天残疾的儿童。他们本该和正常孩子一样在家人的呵护下成长，度过无忧无虑的童年，然而仅是因为天生残疾，就落得完全不同的命运——像刚生产出来就被处理掉的工业废料一样，那些孩子刚出生就被自己的亲生父母宣告了死亡。这样的行为是否是经济飞速发展、社会不断前行所遗留下来的问题？斋藤先生一边不停地四处奔波，寻找这个问题的答案，一边通过专栏向读者发出提问，广泛征求社会各界的意见，本书便是在这样的过程中完成的。当然，作者以被抛弃的残障儿为题的目的并不是谴责他们的父母，他仅是试图通过呈现问题和向社会发问的方式，向更多人分享他对当下的思考，从而引发整个社会的反思。虽然《日本世相》系列在日本首次出版已经是数十年前的事，但即便放在今日，作为异国读者的我们读起来也不会有任何"年代感",因为每个个体都会思考什么是生命的意义。

回到本书的内容。随着近年来医学技术的突飞猛进,尤其是高度发达的胎儿诊断技术,已经让父母早在婴儿出生前就能够诊断出染色体疾病。对此,有读者可能会产生疑惑,既然凭借医学技术已经可以解决这类问题,为什么还要翻译这本"过时"的书呢?

的确,抛弃残障儿这种事听起来很久远,尊重残疾人、建立多样化社会的观念也早已在义务教育阶段就被不断重复,但这并不等于所有人都能做到尊重生命,社会对残疾人的偏见也仍未根除。前几年发生的一件震惊日本社会的事更是证明了这一点——即便在二十一世纪的今天,源于战争年代的"积极优生学"思想不但没有被消除,反而越发根深蒂固。二〇一六年七月凌晨,日本神奈川县的一所残疾人疗养院中发生了一起十九人死亡、二十六人重伤的恶性杀人事件。在数次公开审判中,被告人多次主张"残疾人不该活在这世上","应该对他们实行安乐死","残疾人只能制造不幸"等观点。在多数情况下,只有和残疾人有关的重大事件发生之后,公众的视线才会转移过来。于是,上述事件便提供了一个引发大众思考的契机,人们在平复了震惊的心情之后,开始重新审视已经深深嵌入现代人精神之中的"优生思想"。

正如斋藤先生在本书最后部分所提到的,在当今社会,残疾已经脱离了医学问题的范畴,而上升到了社会问题的层面。残疾在过去似乎是一种自我责任,医生、护士以及疗养院的相关工作者总是不遗余力地让残疾人通过手术、复健来接近健康人的样子。然而随着时代的发展,如何看待残疾,以及如何创造出允许各种身体条件的人共同生活的和谐社会,则成了我们每个人面临的课题。在时代加速前进的潮流中，我们的思想未免会在不知不觉的情况下被"规范化"，最终形成一种单一的价值体系。因此跳出当下的现实，以他国为镜鉴来审视自己的机会才显得格外珍贵。上述视角会给我们带来意想不到的发现，并给予我们在这个飞速向前发展的时代中驻足思考的契机。

最后，请允许我借此机会感谢给予我本次翻译机会的浙江人民出版社编辑。平时对日本社会话题的关注让我得知了《日本世相》系列，得益于今日社交媒体的发达，才让我有幸在茫茫人海中和编辑取得联系，我愿在此再次感谢编辑对我的信任。在这本书的翻译过程中，我力图做到信、达、雅，然而由于能力与时间所限，尚有很多不尽人意之处，敬请读者指正。

陈星竹

二〇二一年八月